一般病棟でよくある
認知症患者さんの悩ましい言動

の評価と対応を
リエゾン精神科医がもれなく教えます

井上真一郎　Inoue Shinichiro

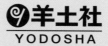

謹告

　本書に記載されている診断法・治療法に関しては，発行時点における最新の情報に基づき，正確を期するよう，著者ならびに出版社はそれぞれ最善の努力を払っております．しかし，医学，医療の進歩により，記載された内容が正確かつ完全ではなくなる場合もございます．

　したがって，実際の診断法・治療法で，熟知していない，あるいは汎用されていない新薬をはじめとする医薬品の使用，検査の実施および判読にあたっては，まず医薬品添付文書や機器および試薬の説明書で確認され，また診療技術に関しては十分考慮されたうえで，常に細心の注意を払われるようお願いいたします．

　本書記載の診断法・治療法・医薬品・検査法・疾患への適応などが，その後の医学研究ならびに医療の進歩により本書発行後に変更された場合，その診断法・治療法・医薬品・検査法・疾患への適応などによる不測の事故に対して，著者ならびに出版社はその責を負いかねますのでご了承ください．

❖ **本書関連情報のメール通知サービスをご利用ください**

メール通知サービスにご登録いただいた方には，本書に関する下記情報をメールにてお知らせいたしますので，ご登録ください．
・本書発行後の更新情報や修正情報（正誤表情報）
・本書の改訂情報
・本書に関連した書籍やコンテンツ，セミナーなどに関する情報
※ご登録の際は，羊土社会員のログイン/新規登録が必要です

ご登録はこちらから

はじめに

　私は精神科医ですが，他科の先生や看護師さんから，次のような依頼を受けることがあります．

> ―「肺炎で入院した88歳の患者さんです．もともと認知症がありそうで，イライラが強く，身体拘束をしています．それでも大声が出るので，薬の調整をお願いします」（内科医）
> ―「検査目的で入院した95歳の患者さんです．認知症があって病棟をウロウロするので，対応に困っています．何かよい薬はないでしょうか？」（看護師）

　わが国は超高齢社会を迎え，今や入院患者さんの約75％が65歳以上の高齢者です．それに伴い，入院患者さんに占める認知症の割合も増加傾向にあります．
　認知症の人がひとたび入院すると，イライラや歩き回る（徘徊）など，医療者にとって対応に悩む言動をみとめることがあります．そのような際，残念ながら「問題行動」や「迷惑行為」などのレッテルを貼り，深く考えることなく抗精神病薬を投与したり，身体拘束を行ったりしているのが現状かもしれません．
　それらの対応は，果たして適切と言えるのでしょうか？

　次のイラストをご覧ください．可愛い赤ちゃんが大泣きをしています．あなたなら，どのように対応しますか？

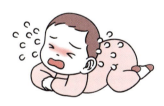

たとえ大声で泣いているからといっても，決して薬を飲ませたり，身体を縛ったりはしません．まず，泣いている理由を探るはずです．ただし，赤ちゃんは言葉を話せないため，その理由を教えてはくれません．そこで，泣いている理由を想像する必要があります．

> 「おなかがすいたのかな…？」
> 「眠くてグズっているんだろうか…？」
> 「もしかして，どこかで頭でもぶつけた…？」
> 「お兄ちゃんにおもちゃをとられたのかも…？」

　このように，考えられる理由をいくつかあげ，可能性が高そうなものから順番に対応していきます．前回ミルクをあげてからずいぶん時間が経っているようであれば，試しにミルクを与えてみます．泣き声やその様子から眠そうな印象を受けた場合は，抱っこして子守歌を唄うでしょう．

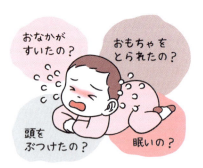

なぜ泣いているのか？

　われわれ医療者が，認知症患者さんの言動で対応に悩んだ際にも，これと全く同じプロセスを踏むべきです．認知症の人は，痛みや便秘，尿意などの身体症状を他者へうまく伝えられないことがあり，その場合はイライラや歩き回る（徘徊）などのBPSD（Behavioral and Psychological Symptoms of Dementia：行動・心理症状）となって現れます．つまり，医療者にとって，一見すると理解や対応に苦しむその言動の背景には，必ず何らかの理由があるのです．

そこで，目の前の言動や症状だけにとらわれるのではなく，まずはその理由を考え，それに沿った対応を行うことが大切です．とはいえ，**医療者の想像力には限界があるだけでなく，知識や経験が不足しているとその理由をあげることができないため，結局のところ対症療法としての薬剤投与や身体拘束に終始すること**につながりかねません．

　本書では，一般病棟の認知症患者さんにおいて，医療者が対応に悩む代表的な言動を列挙しました．そして，各言動の背景にある理由をみつけ出し，適切な対応が可能となるよう，網羅的に整理してみました．

　まず，第1章では認知症における認知機能障害（中核症状）とBPSDについて，第2章ではせん妄を除外するための評価プロセスについて，最低限の必須知識を解説しました．

　そして，第3章こそが本書の肝です．もしあなたが認知症患者さんの言動で対応に悩んだとき，該当する項目のページを開くと，そこにはその言動の理由や対応方法のヒントが具体的に示されています．ぜひ，目の前の患者さんの対応に活かしていただければ幸いです．

　われわれ医療者は，日夜患者さんの対応で悩んでいますが，患者さんはもっとつらい思いをされ，医療者以上に苦しんでおられます．本書によって，一般病棟でよくみられる認知症患者さんの言動に対する苦手意識が解消するだけでなく，適切な評価や対応が可能となり，1人でも多くの患者さんが安心して入院生活を送れるようになることを心から願っています．

2024年10月

新見公立大学 健康科学部 看護学科

井上 真一郎

謝辞

　本書をまとめるにあたり，馬場華奈己先生（大阪公立大学医学部附属病院 精神看護専門看護師），木野美和子先生（筑波メディカルセンター病院 精神看護専門看護師），田中久美先生（同 老人看護専門看護師）の3人の先生方に，全般的なご協力とご助言をいただきました．そして，座談会を複数回開催し，それぞれのご経験などを存分に語っていただきました．

　また，かつて岡山大学病院精神科リエゾンチームで一緒に活動していた枝廣暁先生（きのこエスポアール病院 精神科医）と山田裕士先生（積善病院 精神科医）のお2人や，学会などでお会いすることの多い北浦祐一先生（松下記念病院 精神科医）のほか，以下の先生方にも多くのご助言をいただきました．本書のコンセプトでもあるのですが，私1人の知識や経験には限界があるため，経験豊富な多くの先生方に具体的なご助言をいただけたことで，たいへん充実した内容になったものと自負しております．

　そして，何より羊土社の保坂早苗さまにおかれましては，企画の段階から発刊に至るまで，細部にわたって懇切丁寧なご指導をくださいました．

　この場をお借りして，みなさまに深く感謝申し上げます．

　本当にありがとうございました．

＊ご助言をいただいた先生方（敬称略・五十音順）
浅原佳紀（新見公立大学 精神看護専門看護師）
東谷敬介（市立札幌病院 精神医療センター 精神看護専門看護師）
伊藤由美子（兵庫県立がんセンター がん看護専門看護師）
岡山幸子（宝塚市立病院 緩和ケア認定看護師）
河野佐代子（慶応義塾大学病院 精神看護専門看護師）
野村優子（東京都立駒込病院 精神看護専門看護師）
林ゑり子（横浜市立大学／藤沢湘南台病院 がん看護専門看護師）
三浦真紀子（山形市立病院済生館 認知症看護認定看護師）
三牧好子（岡山大学病院 認知症看護認定看護師）
山本昌子（岡山大学病院 認知症看護認定看護師）

著者プロフィール

井上真一郎（いのうえ しんいちろう）

新見公立大学 健康科学部 看護学科 教授

リエゾンとは「連携」を意味する言葉です．身体疾患に伴ってみられる精神症状に対して，多職種がそれぞれの強みを活かして連携しながら診療にあたることの醍醐味を日々感じています．
座右の銘は「実るほど　頭（こうべ）を垂れる　稲穂かな」

略　　歴： 2001年に岡山大学医学部を卒業後，高岡病院，下司病院，香川労災病院，岡山大学病院，津山中央病院などを経て，2023年から新見公立大学に勤務

専門分野： リエゾン精神医学，精神腫瘍学，産業精神医学

所属学会： 日本精神神経学会　専門医・指導医
日本総合病院精神医学会　理事・評議員・専門医・指導医
日本サイコオンコロジー学会　評議員
日本がんサポーティブケア学会　評議員
日本緩和医療学会
日本精神科診断学会

産業医活動：岡山県警察本部
岡山市教育委員会
岡山市水道局
ユニ・チャーム株式会社
株式会社トンボ

主な著書： 「せん妄診療実践マニュアル」羊土社，2019
「「大人の発達障害」トリセツのつくりかた」中外医学社，2020
「外来・病棟で役立つ！不眠診療ミニマムエッセンス」中外医学社，2021
「勝手にせん妄検定　厳選問題50」中外医学社，2022
「せん妄診療実践マニュアル　改訂新版」羊土社，2022
「しくじり症例から学ぶ精神科の薬」羊土社，2023

一般病棟でよくある
認知症患者さんの悩ましい言動の評価と対応を
リエゾン精神科医がもれなく教えます

目次

◆ はじめに ……………………………………………………………… 3

第1章　認知症に関する必須知識　　10

第2章　悩ましい言動における初期対応　　26

第3章　悩ましい言動の評価と対応　　42

第3章のはじめに／本章の使い方 ……………………………………… 42

【過活動の症状】

1. 話がかみ合わない …………………………………………………… 44

2. 落ち着きがない／歩き回る ……………………………………… 56

3. 怒りっぽい／大声・暴力が出る ………………………………… 77

4. 管を抜いてしまう …………………………………………………… 87

5. 夜眠れていない ……………………………………………………… 93

6. 訴えが多い／ナースコールが頻回 ……………………………… 105

7. 便や尿にこだわる …………………………………………………… 108

8. 「変なものが見える」と言う ……………………………………… 113

【低活動の症状】

9. 日中ウトウトしている ……………………………………………… 122

10. 動こうとしない／何も言わない ………………………………… 128

11. 落ち込んでいる／「死にたい」と言う ………………………… 138

【拒否的な症状】

12. ケアや介助を拒否する ……………………………………… 146

13. 食事を食べようとしない ………………………………………… 154

14. 薬を飲まない ……………………………………………………… 166

付録 「言動の理由 まとめシート」一覧　　172

◆ 索引 ……………………………………………………………………… 189

Advice!

① 認知症に気づくポイントとは？ ………………………………… 23

② 低活動型せん妄に気づくポイントとは？ …………………… 31

③ せん妄の薬物療法 ………………………………………………… 37

④ 岡山大学病院での取り組み その1
「せん妄ハイリスク患者ケア加算」の活用 ………………… 40

⑤ 「スピーチロック」とは？ ……………………………………… 51

⑥ 認知症診療において筆者が心掛けている「10カ条」………… 52

⑦ 転倒への効果的な予防対策とは？ ……………………………… 74

⑧ 「ディエスカレーション」を臨床現場に活かす …………… 85

⑨ 不眠時指示の使い方のコツ …………………………………… 101

⑩ 認知機能障害に配慮した意思決定支援 ……………………… 106

⑪ 岡山大学病院での取り組み その2
「本人」が好きなことや興味のあることを取り入れる ……… 117

⑫ 高齢者にみられる「てんかん」について ……………………… 135

第1章
認知症に関する
必須知識

1 認知症とは？

- 認知症とは，一度正常に達した認知機能が，後天的な脳の障害によって持続的に低下し，日常生活に支障をきたした状態である（図1）．
- 3大認知症とは，①アルツハイマー型認知症（50％），②脳血管性認知症（20％），③レビー小体型認知症（20％）を指す．
- アルツハイマー型認知症の特徴は，「高齢・ゆっくり・物忘れ」「身体は元気」「症状が1日中変わらない」「幻覚は少ない」である．
- アルツハイマー型認知症でよくみられる記憶障害（物忘れ）は，体験の全体を忘れることが多い（図2）．

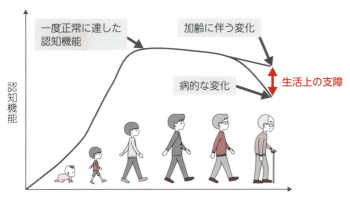

図1 ● 認知機能の経過

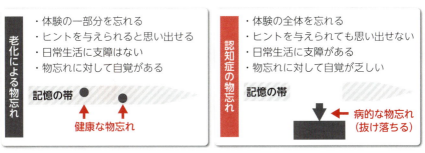

図2 ● 老化による物忘れと認知症の物忘れ

2 認知症の認知機能障害（中核症状）およびBPSDとは？

- 認知症の臨床症状は，

  ①**認知機能障害**（中核症状）

  ②**BPSD**（**B**ehavioral and **P**sychological **S**ymptoms of **D**ementia：行動・心理症状）

  の2つに分けられる（図3）．

- 医療者が認知症の人の言動を理解し，適切に対応するためには，認知機能障害とBPSDの関係性について知っておく必要がある．

- 例えば，入院して自分の部屋がわからなくなるのは「**見当識障害（認知機能障害）**」であり，部屋がわからず廊下を歩き回るのは「**見当識障害（認知機能障害）による徘徊（BPSD）**」である．

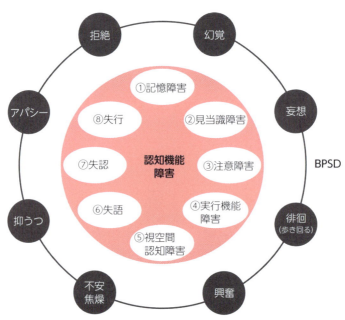

図3 ● 認知機能障害とBPSD

3 認知機能障害（中核症状）とは？

- 認知機能障害（中核症状）とは，脳の神経細胞の障害によって生じる，認知症における主要な症状のことで，主に8つに分けられる（表1）.

表1 ● 認知機能障害の主な特徴とエピソード

認知機能障害	主な特徴とエピソード
①記憶障害	・記憶は，**即時記憶，近時記憶，遠隔記憶**の3つに分けられる. ・認知症では，近時記憶（数分前から数日前の記憶）が最初に障害されやすく，即時記憶（聞いたことをすぐに返す）や遠隔記憶（若い頃の記憶）は後期まで保たれる. 例「前日に説明された検査内容を忘れてしまう」など
②見当識障害	・**時間・場所・人**がわからなくなる. 例「入院していることがわかっていない」など
③注意障害	・注意機能は，**持続・選択・転換・分配**の4つからなる. 例「ぼんやりして説明を聞いていない（持続）」「複数の医療者でベッドサイドに行くと，話をしている人以外に目が向いてしまう（選択）」「テレビを見ているときに話しかけても，すぐに返事ができない（転換）」「話を聞きながらメモをとることができない（分配）」など
④実行機能障害	・目的の達成に向けて段取りを組み，実行することができなくなる. 例「薬を用法通りに準備し，内服することができない」など
⑤視空間認知障害	・物と物の位置関係や，自分と物との距離がつかめなくなる. 例「トイレにうまく座ることができず，尻餅をついてしまう」など
⑥失語	・**感覚性失語**（言葉の意味を理解できない）と，**運動性失語**（言いたいことを言葉にできない）の2つがある 例「医療者の話がうまく伝わらない（感覚性失語）」「患者の言いたいことがよくわからない（運動性失語）」など
⑦失認	・物を見ても，それが何かわからなくなる. 例「点滴のラインが何なのかわからない」など
⑧失行	・行為の内容は理解しているが，そのやり方がわからなくなる. 例「薬の飲み方がわからない」など

memo

感覚性失語とは，英語が苦手な人にとって，外国人から英語で話しかけられるようなものです.

④ 認知機能障害（中核症状）を意識した コミュニケーションとは？

- 認知症の人とのコミュニケーションでは，認知機能障害を意識し，工夫することが大切である（表2）.

表2● 認知機能障害とコミュニケーションの工夫

認知機能障害	コミュニケーションの工夫
①記憶障害	・**その都度**，くり返し説明する（近時記憶×，即時記憶○であるため） ・説明した内容を紙に書き，手元に残す ・1日のスケジュールを紙に書き，見えるところに置く
②見当識障害	・大きな数字が書かれた時計やカレンダーを，見えるところに置く ・リアリティ・オリエンテーションを意識する（「今日は火曜日なのでご家族が来られますね」のような声かけ）
③注意障害	＜声をかけるとき＞ ・静かで落ち着いた環境を準備する（テレビやモニター音を消すなど） ・患者の視野に，複数の医療者が入らないようにする ・正面から入り，普段より一歩近いところから，視線をキャッチしてから話を始める（単に「視線を合わせる」のではなく「つかまえにいく」イメージ） ・医療者の顔に影がかからないようにする（特に夜間） ・患者の顔より少し低い位置で声をかける ＜話をするとき＞ ・アイコンタクトをとる ・ときどき，意識的に名前を呼ぶなどして，注意を惹きつける ・タッチングしながら話しかけるなど，複数の刺激を用いる ・会話は短く，具体的に ・ゆっくり，はっきり ・話題は1つずつ ・大事なところはくり返す
④実行機能障害	・不意打ちをせず，予定を前もって伝える ・簡潔に選択肢を提示する ・流れについて絵や図で書いた紙を準備し，それを使いながら話をする ・行動をうながすように声をかける
⑤視空間認知障害	・照明を明るくする ・床の反射を減らす ・コントラストをつける（寒色系はわかりにくいため，暖色系がよい）

文献1を参考に作成

5 BPSDとは？

- BPSDは認知機能障害を基盤として生じる，二次的な行動・心理症状のことであり，ストレス反応の1つと考えられる（**表3**）．
- 行動症状が顕著な場合，安易な薬物療法や身体拘束につながりやすい．

表3 ● BPSDの主な特徴とエピソード

	BPSD	主な特徴とエピソード
行動症状	興奮	「大声をあげる」「怒りっぽくなる」など
	暴言・暴力	「攻撃的な言葉を使う」「つかむ」「叩く」など
	徘徊（歩き回る）	「部屋の中や廊下をウロウロする」など ▶必ず本人なりの目的がある
	拒絶	「ケアを拒否する」「薬を飲もうとしない」など
	睡眠障害	「夜，眠れない」「昼と夜が逆転する」など
心理症状	幻覚	「見えるはずのないものが見える」など ▶認知症では幻聴よりも幻視が多い
	妄想	「現実ではないことを確信してしまう」など ▶「もの盗られ妄想」が代表的である ▶医療者に対して妄想を持つことも多い
	アパシー （BPSDで最多）	「自発性が低下する」「周囲への関心がなくなる」など ▶うつ病と似ているが，アパシーでは抑うつ気分や悲哀感，自責感などがみられないという特徴がある
	抑うつ	「気分が落ち込む」「悲しむ」「自責的になる」など
	不安・焦燥	「神経質になる」「過度に心配する」「おびえる」など

---

memo

せん妄は意識障害のため，BPSDに含まれません．

---

memo

第1，2章では慣例にしたがって『徘徊』としましたが，徘徊とは「**目的なく**歩き回る」という意味で，実際のところ認知症の人が歩き回るのには必ず目的があることから，『歩き回る』という表現の方が適切です．

6 BPSDの3つの原因とは？

- BPSDは，主に3つの原因のいずれかで起こる（**①身体的不快感，②環境変化，③周囲の対応のまずさ**）（**表4**）．
- 原因を評価し，それを取り除いたり適切なサポートを行ったりすることで，BPSDを改善することができる（**図4**）．

表4 ● BPSDの原因とその流れ

①身体的不快感（痛みや便秘など）

例強い痛みを感じる
→実行機能障害（認知機能障害）のため，「ナースコールを押して看護師を呼ぶ」という一連の段取りを組むことができない
→興奮して大声をあげる（BPSD）

②環境変化（入院など）

例トイレに行く
→記憶障害と視空間認知障害（いずれも認知機能障害）のため，自分の部屋がどこかわからず，戻れなくなる
→ウロウロと徘徊（歩き回る）する（BPSD）

③周囲の対応のまずさ（不適切なコミュニケーションなど）

例貴重品を家族に持ち帰ってもらう
→記憶障害（認知機能障害）のため，財布をどうしたかがわからなくなる
→「看護師が財布を盗った」という妄想をもつ（BPSD）

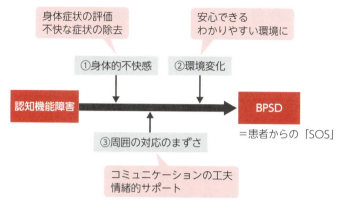

図4 ● BPSDにつながる3つの原因と対応

memo

BPSDには，患者さんの「○○してほしい」「△△してほしくない」というメッセージが込められており，「自分が抱えている不自由さに対して，それを乗り越えようと努力した結果」とも言われています（海外では「チャレンジング行動」と呼ばれる）．患者さんからのSOSを，確実にキャッチしましょう！

7 BPSDと身体拘束の関係とは？

- BPSDのなかでも，特に行動症状〔興奮，徘徊（歩き回る），管の自己抜去など〕が強い場合，安易な身体拘束につながりやすい.
- 身体拘束を行う前に，**1.切迫性，2.非代替性，3.一時性**，の3要件に沿って問題点を整理し，多職種で十分検討しなければならない（表5）.
- 本人の尊厳を守るため，身体拘束を行うには，この3要件をすべて満たすことが必要である.
- 維持液などを末梢から点滴する際，切迫性などを適切にアセスメントすることなく身体拘束しているケースがきわめて多い.
- あくまでも，患者の安全のために行う（決して医療者の負担軽減目的ではない）.
- 令和6年度の診療報酬改定では，身体拘束の最小化を目的に，施設基準として新たに「緊急やむを得ない場合を除き，身体拘束を行わないこと」「組織的に身体拘束を最小化する体制を整備すること」などが規定された（表6）.
- 安易な身体拘束は避けるべきだが，例えば「興奮が強く，もし管を自己抜去すると生命を落とす危険性がある」場合（大動脈内バルーンパンピングなど）では，積極的に身体拘束を検討する（「1.切迫性」を考慮）.

表5 ● 身体拘束の3要件

1. 切迫性	患者本人または他の患者などの生命または身体が危険にさらされる可能性が著しく高いこと
2. 非代替性	身体拘束その他の行動制限を行う以外に代替する方法がないこと
3. 一時性	身体拘束その他の行動制限が一時的なものであること

memo

一般病院における身体拘束について明確な基準は示されていないため，判例にならって，介護保険の基準を用いるのが一般的である（表7）.

18　一般病棟でよくある認知症患者さんの悩ましい言動の評価と対応をリエゾン精神科医がもれなく教えます

表6 ● 令和6年度診療報酬改定での新たな規定

身体的拘束を最小化する取組の強化

医療機関における身体的拘束を最小化する取組を強化するため，入院料の施設基準に，患者又は他の患者等の生命又は身体を保護するため緊急やむを得ない場合を除き，身体的拘束を行ってはならないことを規定するとともに，医療機関において**組織的に身体的拘束を最小化する体制を整備する**ことを規定する．

【身体的拘束最小化の基準】

(1) 当該保険医療機関において，**患者又は他の患者等の生命又は身体を保護するため緊急やむを得ない場合を除き，身体的拘束を行ってはならない**こと．

(2) **身体的拘束を行う場合には**，その態様及び時間，その際の患者の心身の状況並びに緊急やむを得ない理由を**記録しなければならない**こと．

(3) 身体的拘束は，抑制帯等，患者の身体又は衣服に触れる何らかの用具を使用して，一時的に当該患者の身体を拘束し，その運動を抑制する行動の制限をいうこと．

(4) 当該保険医療機関において，身体的拘束最小化対策に係る専任の医師及び専任の看護職員から構成される**身体的拘束最小化チームが設置**されていること．なお，必要に応じて，薬剤師等，入院医療に携わる多職種が参加していることが望ましい．

(5) 身体的拘束最小化チームでは，以下の業務を実施すること．

　ア　身体的拘束の**実施状況を把握し，管理者を含む職員に定期的に周知徹底す**ること．

　イ　身体的拘束を最小化するための**指針を作成**し，職員に周知し活用すること．なお，アを踏まえ，**定期的に当該指針の見直しを行う**こと．また，当該指針には，鎮静を目的とした薬物の適正使用や(3)に規定する身体的拘束以外の患者の行動を制限する行為の最小化に係る内容を盛り込むことが望ましい．

文献2より一部引用

表7 ● ［参考］身体拘束に関して禁止対象となる行為（介護保険指定基準）

1. 徘徊しないように，車椅子や椅子，ベッドに体幹や四肢をひも等で縛る．
2. 転落しないように，ベッドに体幹や四肢をひも等で縛る．
3. 自分で降りられないように，ベッドを棚（サイドレール）で囲む．
4. 点滴，経管栄養等のチューブを抜かないように，四肢をひも等で縛る．
5. 点滴，経管栄養等のチューブを抜かないように，または皮膚をかきむしらないように，手指の機能を制限するミトン型の手袋などをつける．
6. 車椅子や椅子からずり落ちたり，立ち上がったしないように，Y字型抑制帯や腰ベルト，車椅子テーブルをつける．
7. 立ち上がる能力のある人の立ち上がりを妨げるようないすを使用する．
8. 脱衣やおむつはずしを制限するために，介護衣（つなぎ服）を着せる．
9. 他人への迷惑行為を防ぐために，ベッドなどに体幹や四肢をひも等で縛る．
10. 行動を落ち着かせるために，向精神薬を過剰に服用させる．
11. 自分の意思で開けることのできない居室等に隔離する．

8 BPSDへの適切な対応とは？ －非薬物療法

- 認知症の人に興奮や暴言・暴力などのBPSDがみられた際，安易に抗精神病薬を投与したり身体拘束を行ったりするのではなく，「何がその言動につながったのか？」という理由や背景を明確にし，それに対するアプローチ（主に非薬物療法）を行う必要がある．
- BPSDは，「氷山モデル」で氷山の一角ととらえ，水面下にある理由や背景を考えることが有用である（図5）．
- BPSDの理由や背景を探るには，医療者の知識や経験のほか，想像力が求められる．ただし，個々の力には限界もあるため，なるべく多くの医療者，それも多職種が集まり，それぞれの立場における知識や経験を踏まえて知恵を出し合うのがよい．

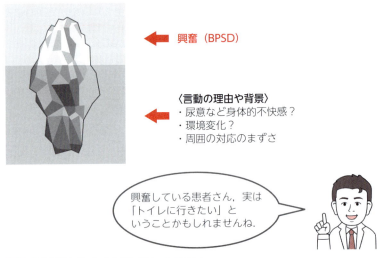

図5 ● 興奮を氷山モデルでとらえると…

> memo
>
> 対応に悩ましいその言動には，必ず理由（わけ）があります．
> 患者さんのストーリーを頭の中で描けるか？医療者の想像力が試されています．

9 BPSDへの適切な対応とは？ －薬物療法

- BPSDに対する薬物療法（主に抗精神病薬）では，転倒や過鎮静など，多くの副作用が懸念される．また，薬物療法を行うことで，BPSDの理由や背景を評価する視点が疎かになる．
- したがって，イライラや不眠，幻覚など，一部のBPSDを除き，薬物療法は最終手段と考えるのがよい．
- BPSDに対する薬物療法を行う前に，「この薬を使うことは，患者にとって本当にプラスなのか？」「医療者側の事情で使っていないか？」を自問自答する必要がある（図6）．

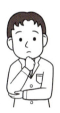
言動の理由や背景を考えて対応するが、患者のつらさがとれない（＝患者の立場で考えている）

薬物療法の検討 ○

手にあまる！転ばれると困る！（＝医療者の事情で考えている）

安易な薬物療法

×

図6 ● 患者のBPSDに対する対応○と×

10 認知症の人は診断名がついているのか？

- 入院した患者が認知症かどうかは，認知症の診断名がついているかどうかで判断されることが多い．
- ただし，認知症の人は一般に物忘れの自覚が乏しいため，自ら病院を受診しないことがほとんどである．また，かかりつけ医も，実は認知症の存在に気がつきにくい．
- 最近の報告では，95歳以上の約8割に認知症をみとめるとされている[3]．
- したがって，「認知症」の診断を受けていない，いわゆる「隠れ認知症」の人がきわめて多いため，十分注意が必要である（図7）．

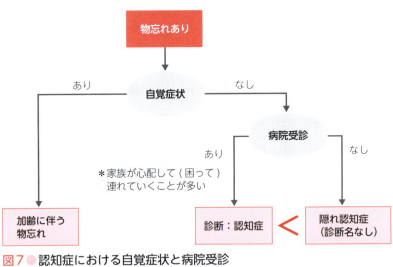

図7 ● 認知症における自覚症状と病院受診

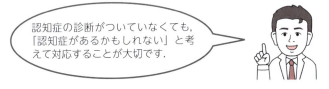

認知症の診断がついていなくても，「認知症があるかもしれない」と考えて対応することが大切です．

memo

認知症の存在に気づくことができれば，せん妄やBPSDの予防につながります．

Advice!

①認知症に気づくポイントとは？

　診断がついていない認知症の人はきわめて多いため，いかに認知症の存在に気づけるかが重要です．確実に気づくためには，認知症の人にどのような言動がみられやすいかを知っておく必要があります．

◆ **[問題]**

　以下，認知症の診断がついていない高齢者が入院し，看護師がベッドサイドで行ったやりとりです．「アルツハイマー型認知症」らしい部分を抜き出してください（解答・解説は次ページ）．

看護師　今回担当させていただく○○です．よろしくお願いします．
患者　　ああ，どうもどうも（ニコニコ笑う）．
看護師　9月にしてはずいぶん着込んでますが，そんなに寒いですか？
患者　　いえいえ，大丈夫ですよ（ニコニコ笑う）．
看護師　今回の治療について，先生からはどのように聞かれましたか？
患者　　えーっと，ほれ，あれじゃな？（奥さんの方を振り返る）
奥さん　自分のことじゃない．ちゃんとわかってるの？
患者　　大丈夫．全部，先生にお任せしてるから．
奥さん　いつもこんな調子なんですよ…．
看護師　手術をするって，聞いてますか？
患者　　聞いてます聞いてます．
看護師　よかったです．普段飲んでいる薬は，持ってきましたか？
患者　　あると思いますよ．
奥さん　どこにあるの？ちゃんと持ってきた？
患者　　薬は，あそこじゃろ．あれあれ．
奥さん　このカバンのこと？
患者　　そうそう．

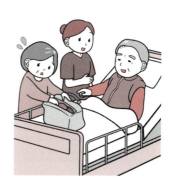

◆[解答・解説]

1. 「ニコニコ笑う」 ▶社会性の保持

アルツハイマー型認知症の人は，長期にわたって社会性が保たれており，「ニコニコと愛想がいい」という特徴がある．したがって，こちらの言うことをよく理解しているように見えるため，十分注意が必要である．

2. 9月なのに厚着 ▶見当識障害

見当識障害によって月日の感覚がわかりにくくなり，季節にそぐわない服装をすることがある．

3. 奥さんの方を振り返る ▶記憶障害＋社会性の保持

わからないことを尋ねられた際，同席している家族の方を振り返り，代わりに答えてもらおうとすることがある．代表的な取り繕いの1つで，「head turning sign」という名前がつくほど典型的である．

4. 「全部先生にお任せしてるから」「聞いてます聞いてます」
▶記憶障害＋社会性の保持

覚えていないことやわからないことがあっても，それを誤魔化すために，うまく話を合わせてその場を切り抜けようとする傾向がある．これは，「場合わせ応答」や「取り繕い」とよばれるもので，アルツハイマー型認知症の人によくみられるエピソードである．

5. 「いつもこんな調子なんですよ…」 ▶客観的な認知機能障害

認知症を疑う場合，本人には物忘れの自覚が乏しいため，周囲からの客観的な情報がきわめて有用である．前はできたことができなくなったなど，進行する認知機能障害を正確にとらえるには，家族の言葉が参考になる．

6. 「あそこじゃろ．あれあれ．」 ▶失語

使い慣れている言葉が出てこなくなるため，「あれ」「これ」「それ」といった代名詞が増えるようになる．

※なお，「見当識障害」を確認する際，いきなり「今日は何月何日か，わかりますか？」と尋ねてしまうと，患者さんは馬鹿にされたと感じて憤慨したり，自尊心が傷ついたりすることがある．そこで，「聞きにくいことは一般化する」という原則にしたがって，「身体がしんどいとぼんやりすることが多いので，念のため皆さんに聞いている（おかしくなったと思って個人的に尋ねているのではない）」ことを伝えたうえで尋ねるのがよい．

■ 文献

1）「認知症 plus 院内対応と研修」（小川朝生／編），日本看護協会出版会，2021
2）厚生労働省保険局医療課：令和6年度診療報酬改定の概要　重点分野Ⅱ（認知症，精神医療，難病患者に対する医療）
　　https://www.mhlw.go.jp/content/12400000/001238907.pdf
3）朝田隆：厚生労働科学研究費補助金認知症対策総合研究事業　都市部における認知症有病率と認知症の生活機能障害への対応．平成24年度総括研究報告書」（厚生労働科学研究成果データベース）
　　https://mhlw-grants.niph.go.jp/project/21048

第2章
悩ましい言動における初期対応

1 対応に悩む言動があったら，まず「せん妄」を考える

- 認知症または認知症の可能性がある入院患者に興奮や徘徊（歩き回る），幻覚・妄想などをみとめた際，BPSDだけでなく，せん妄の可能性が十分考えられる．
- BPSDとせん妄には，共通する症状がきわめて多い（表1）．
- 実臨床でせん妄は高頻度にみられるだけでなく，直接因子や促進因子の除去によって改善が見込めることから，安易にBPSDと考えず，**まずはせん妄の評価を確実に行う必要がある**．

表1 ● 対応に悩む言動とその鑑別

対応に悩む言動	BPSD	過活動型せん妄	低活動型せん妄	混合型せん妄
興奮	○	○		○
暴言・暴力	○	○		○
徘徊（歩き回る）	○	○		○
拒絶	○	○		○
不安・焦燥	○	○		○
睡眠障害	○	○	○	○
幻覚・妄想	○	○	○	○
無関心	○		○	○

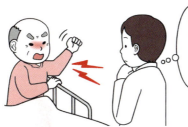

BPSDかなあ？いや，待てよ．まずはせん妄の可能性を考えて，血液検査や薬を見直してみよう

memo

実臨床において，入院患者に何らかの精神症状をみとめた際には，鑑別診断の筆頭に「せん妄」をおくことが何よりも重要です．

2 せん妄とは？

- せん妄とは，身体疾患や薬剤，手術などを原因として，軽度から中等度の意識障害をきたした病態である．
- 注意障害，記憶障害，見当識障害，睡眠・覚醒リズム障害，幻視，感情の障害といった多彩な症状がみられる（図1）．
- 認知症との違いは，これらの症状が短期間のうちに出現し（急性発症），夕方から夜間にかけて増悪すること（日内変動）である．

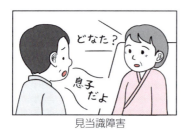
見当識障害

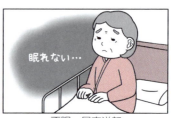
不眠，昼夜逆転

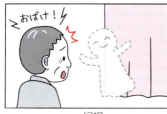
幻視

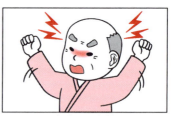
興奮，易怒性

図1 ● せん妄の主な症状

> **memo**
> もしご家族から「うちのお父さん（患者），急に認知症になったのでしょうか？」と聞かれた場合，どのように返事をしますか？ご家族は，普段と様子が違うからこそ心配しているはずなので，この質問自体が急性発症，つまりせん妄であることを教えてくれているのです．

❸ せん妄への適切な対応とは？

- せん妄は，準備因子・直接因子・促進因子の3因子で発症する．
- せん妄を焚き火で例えると，準備因子（起こりやすい素因）が「薪」，直接因子（引き金となるもの）が「ライター」，促進因子（誘発・悪化・遷延化につながるもの）が「油」となる（図2）．
- せん妄を治すには，ライターにあたる直接因子の除去が必須である．
- 薬物治療はあくまでも対症療法にすぎないため，直接因子が除去されたら，速やかに薬物の減量・中止を試みることが大切である．

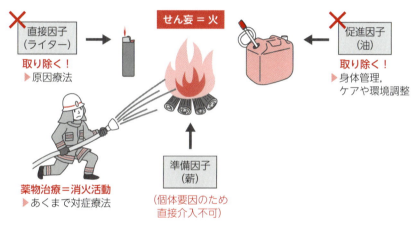

図2 ● せん妄の3因子とアプローチ
岡山大学病院 精神科リエゾンチーム作成

> **memo**
> せん妄を3因子で理解しておくことは，効果的・効率的なアプローチにつながります．ちなみに，直接因子の同定・除去には医師と薬剤師が，同じく促進因子については看護師が主な役割を担います．

せん妄あるある

①見当識を確認している際,隣のベッドの患者さんが代わりに返事をしてしまう

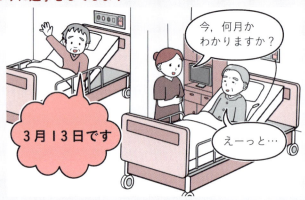

耳が遠い患者さんに大声で話しかけると,このようなことがよく起こります.ちなみに,「3月13日」が全然違う日にちのこともあり,むしろ隣の患者さんの方が気になってしかたありません….

②「虫がいる!!」と患者さんが天井を指差すので確認すると,本当に虫のように見える模様である

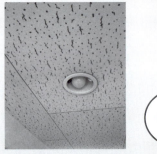

あなたの病院の天井はいかがでしょうか?
　一般病院の約9割は,このような模様になっています(筆者推測).防音効果があるそうなのでしかたないのですが,ベッド上で1日中天井を眺めていると,この模様がだんだん虫に見えてきそうです….

4 せん妄のサブタイプとは？

- せん妄は，患者が示す運動症状によって，①過活動型せん妄，②低活動型せん妄，③混合型せん妄の3つに分けられる（**表2**）．
- 過活動型せん妄では興奮や暴言・暴力などがみられる一方，低活動型せん妄は覚醒度の低下や活動性の減少が主たる症状である．

表2 ● せん妄のサブタイプ別の症状

過活動型せん妄	低活動型せん妄	混合型せん妄
不眠 落ち着きがない 早口・大声 易怒性・興奮 暴言・暴力 徘徊（歩き回る）	傾眠 注意減退 発語は少ない 無関心 活動性低下 臥床傾向	両者の混合

> **memo**
>
> 医療者にとって，興奮や暴言・暴力などをきたす過活動型せん妄は対応に困る一方，低活動型せん妄は見逃されやすいことが知られています．低活動型せん妄でも患者さんはつらい思いをしているため，適切な介入が求められます．

Advice!

②低活動型せん妄に気づくポイントとは？

　低活動型せん妄は，過活動型せん妄に比べて症状が目立ちにくく，かつ医療者が対応に悩むことも少ないため，臨床現場で見逃されやすいことが知られています．そこで，「低活動型せん妄の可能性を疑うこと」が何よりも重要です．

　低活動型せん妄の患者さんは，1日中ベッド上で過ごし，こちらの問いかけに対しても静かにうなずくなど，一見するとこちらの言うことを理解し

ているように見えます．このような場合でも，まずは低活動型せん妄の可能性を疑い，その一挙手一投足を注意深く観察する必要があるのです．

具体的には，

・話をしている最中にもかかわらずテレビの方に視線が移る

・些細な言葉の言い間違いや聞き間違いがある

・質問に対する返事に時間がかかる

など，低活動型せん妄で高頻度にみられる注意障害を見逃さないことが大切です．なお，医療者が話しかけたりリハビリテーションを行ったりしている最中にもかかわらず，患者の目がトロンとしてくるなども，低活動型せん妄を強く疑う所見と言えるでしょう．

低活動型せん妄では，「口数が少ない」「周囲に対する無関心」「活動性の低下」「臥床傾向」など，うつ病に似た症状がきわめて多いため，誤診に注意が必要です．低活動型せん妄とうつ病の違いは**表3**の通りです．発症・経過などは重要な鑑別ポイントですが，なかでも幻視は自ら訴えないことも多いため，積極的に尋ねてみるのがよいでしょう．

表3 ● 低活動型せん妄とうつ病の違い

	低活動型せん妄	うつ病
発症・経過	急性（日単位）	亜急性（週単位）
日内変動	1日中傾眠か，夜間に悪化	午前中に不調
意識	混濁	清明
見当識障害	あり	なし
注意障害	あり	なし
幻視	あり	なし

5 せん妄とBPSDをどのように鑑別するのか？

- せん妄と認知症の鑑別ポイントとして,「急性発症かどうか」や「日内変動があるかどうか」が有名である.
- ただし,これは正確にはせん妄と認知症における「**認知機能障害(中核症状)**」との違いである.
- 一方,認知症でみられる「**BPSD**」の場合,急性発症がありうる(例 入院当日,帰宅願望から廊下を歩き回る,図3).また,日内変動がみられることもある〔例 夕方から興奮が強くなる(夕暮れ症候群)〕ため,せん妄と「BPSD」の鑑別はきわめて困難である.
- したがって,認知症または認知症の可能性がある患者が入院し,興奮や徘徊(歩き回る)などをみとめた際,それがせん妄かBPSDなのかに**こだわりすぎない**のも1つの方法である.つまり,**まずはせん妄の可能性を考えて**原因の検索と除去を行うとともに,並行してBPSDの可能性を意識した評価や対応を心がけるのがよい.

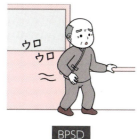
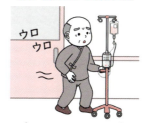

〈例〉検査による予定入院　　〈例〉肺炎による緊急入院

BPSD	①せん妄	②BPSD	③BPSD＋せん妄
検査入院のためせん妄の直接因子はなく,環境変化への不適応によるBPSDと考えられる	肺炎によるせん妄	環境変化への不適応によるBPSD	肺炎によるせん妄と環境変化への不適応によるBPSDが併存

図3● 入院中にみられた徘徊(歩き回る)の原因として考えられる病態
　　〜まずはせん妄の可能性を考えて,原因検索を行う
文献1を参考に作成

第2章 悩ましい言動における初期対応

6 せん妄を除外するために行うべきことは？

- せん妄は直接因子〔**身体疾患**，**薬剤**（アルコール含む），**手術**〕が原因となって発症する．
- したがって，せん妄かどうかを判断するには，直接因子の有無を確認する必要がある（**表4～6**）．

表4 ● せん妄を疑った際の検査・確認項目

最低限
- 血液検査
    CBC（特にWBC，RBC・Hb・Ht），CRP，肝機能，腎機能，電解質（Na, Ca, Mg），Alb，血糖値，アンモニア，ビタミン類（ビタミンB_1，B_{12}），TSH・fT3・fT4
- 頭部CTまたはMRI
- 投与中の薬剤

必要に応じて
- 血液ガス・脳波検査・髄液検査

表5 ● せん妄の直接因子（身体疾患）

中枢性疾患	・脳血管障害（脳出血・脳梗塞など） ・頭部外傷（脳挫傷・硬膜下血腫など） ・脳腫瘍 ・感染症（脳炎・髄膜炎・神経梅毒・HIV脳症など）
全身性疾患	・感染症（敗血症など） ・代謝性疾患（血糖異常・電解質異常・肝不全・腎不全・ビタミン欠乏症など） ・内分泌疾患（甲状腺疾患・副甲状腺疾患など） ・循環器疾患（心筋梗塞・不整脈・心不全など） ・呼吸器疾患（呼吸不全など） ・血液疾患（貧血・DICなど） ・重度外傷・重度熱傷 ・悪性腫瘍および腫瘍随伴症候群

表6 ● せん妄の直接因子（薬剤）

種類		代表的な薬剤と商品名
抗コリン作用のある薬剤	抗コリン薬	・ビペリデン（アキネトン®） ・トリヘキシフェニジル（アーテン®） ・アトロピン（アトロピン） ・ブチルスコポラミン（ブスコパン®）など
	抗ヒスタミン薬 （H₂受容体拮抗薬含む）	・ジフェンヒドラミン（レスタミン） ・クロルフェニラミン（ポララミン®） ・ヒドロキシジン（アタラックス®-P） ・プロメタジン（ピレチア®／ヒベルナ®） ・シメチジン（タガメット®） ・ファモチジン（ガスター®） ・ラフチジン（プロテカジン®）など ＊ただし，ヒドロキシジンについては，第1世代の抗ヒスタミン薬のなかで抗コリン作用はきわめて弱い
	抗うつ薬 （特に三環系抗うつ薬）	・アミトリプチリン（トリプタノール®） ・イミプラミン（トフラニール®） ・クロミプラミン（アナフラニール®） ・アモキサピン（アモキサン®） ・パロキセチン（パキシル） ・ミルタザピン（リフレックス®／レメロン®）など
	抗精神病薬 （特にフェノチアジン系抗精神病薬）	・クロルプロマジン（コントミン®／ウインタミン®） ・レボメプロマジン（ヒルナミン®） ・ペルフェナジン（ピーゼットシー®） ・オランザピン（ジプレキサ®） ・クロザピン（クロザリル®）など
	頻尿治療薬	・オキシブチニン（ポラキス®） ・プロピベリン（バップフォー®）など
ベンゾジアゼピン受容体作動薬		・トリアゾラム（ハルシオン®） ・エチゾラム（デパス®） ・ブロチゾラム（レンドルミン®） ・フルニトラゼパム（サイレース®） ・ゾルピデム（マイスリー®） ・ゾピクロン（アモバン®） ・ジアゼパム（セルシン®／ホリゾン®） ・アルプラゾラム（ソラナックス®／コンスタン®）など

（次ページに続く）

第2章　悩ましい言動における初期対応

種類	代表的な薬剤と商品名
抗パーキンソン病薬	・レボドパ（メネシット®／ドパストン®） ・カベルゴリン（カバサール®） ・プラミペキソール（ビ・シフロール®） ・ブロモクリプチン（パーロデル®） ・ペルゴリド（ペルマックス®） ・ロピニロール（レキップ） ・アマンタジン（シンメトレル）　など
気分安定薬	・炭酸リチウム（リーマス®）
抗てんかん薬	・フェニトイン（アレビアチン®） ・カルバマゼピン（テグレトール®） ・バルプロ酸（デパケン®） ・ゾニサミド（エクセグラン®）　など
循環器系薬 （降圧薬， 　抗不整脈薬など）	・ジゴキシン（ジゴキシン） ・プロカインアミド（アミサリン®） ・ジソピラミド（リスモダン®） ・リドカイン（キシロカイン®） ・クロニジン（カタプレス®） ・プロプラノロール（インデラル®）　など
鎮痛薬 （麻薬性および非麻薬性）	・ナプロキセン（ナイキサン） ・トラマドール（トラマール®／トラムセット®），モルヒネ（オプソ®／MSコンチン／モルペス®／アンペック®／モルヒネ），オキシコドン（オキシコンチン®／オキノーム®／オキファスト®），フェンタニル（デュロテップ®MTパッチ／フェントス®テープ／ワンデュロ®パッチ／アブストラル®／フェンタニル），メサドン（メサペイン®），ヒドロモルフォン（ナルサス®）　など
副腎皮質ステロイド	・プレドニゾロン（プレドニン®） ・デキサメタゾン（デカドロン®／デキサート®） ・ベタメタゾン（リンデロン®）
気管支拡張薬	・テオフィリン（テオドール®） ・アミノフィリン（ネオフィリン®）
免疫抑制薬	・メトトレキサート（メソトレキセート®）　など
抗菌薬	・セフェピム（セフェピム） ・メトロニダゾール（フラジール®／アネメトロ®）　など
抗ウイルス薬	・アシクロビル ・インターフェロン
抗がん剤	・フルオロウラシル（5-FU）　など

文献1を参考に作成

Advice!

③せん妄の薬物療法

1. 過活動型せん妄

　興奮や暴言・暴力などがみられる過活動型せん妄の薬物療法では，鎮静系の抗うつ薬であるトラゾドン（レスリン®／デジレル®）や，抗精神病薬のクエチアピン（セロクエル®）またはリスペリドン（リスパダール®）などを用います（図4）.

　まず，興奮が比較的軽度の場合は，トラゾドンを選択するのがよいでしょう．トラゾドンには適度な鎮静作用があり，また半減期が短く翌朝への持ち越しが少ないため，きわめて有用です．ちなみに，せん妄ハイリスク患者（高齢や認知症など）の不眠にもよく用いられます.

　次に，興奮が強い場合は，クエチアピンを用いるのがよいと考えられます．クエチアピンは，抗幻覚・妄想作用は少ないものの，強力な鎮静作用を有しています．また，半減期が短く翌朝への持ち越しが少ないほか，抗精神病薬であるにもかかわらず手指振戦や動作緩慢といったパーキンソン症状がきわめて少ないのも大きなメリットです．ただし，クエチアピンは糖尿病患者への投与が禁忌となっているため，投与前に確認が必要です.

　もしクエチアピンが禁忌または無効の場合は，リスペリドンを用います．リスペリドンは，強力な抗幻覚・妄想作用を有する一方，鎮静作用は決して強くないため，少量では効果が乏しいことがあります．ただし，活性代謝産物が腎排泄のため，腎機能障害をみとめる場合は開始用量を少なめに設定するのがよいでしょう.

　また，内服が困難なケースでは，注射薬のハロペリドール（セレネース®）がよく用いられます．ハロペリドールは，リスペリドンと同じく抗幻覚・妄想作用は強いものの，鎮静作用はやや弱いという特徴があります．したがって，増量しても十分な鎮静作用が得られないだけでなく，パーキンソン症状など副作用の出現が懸念されるため，フルニトラゼパム（サイレース®）やヒドロキシジン（アタラックス-P®）などと併用することがあります．ただし，フルニトラゼパムは呼吸抑制のリスクがきわめて高いことから，使

第2章　悩ましい言動における初期対応

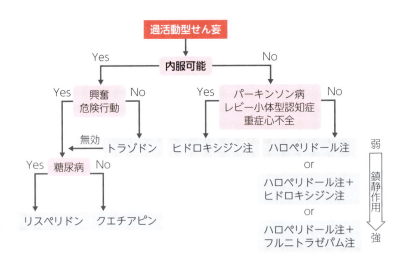

図4 過活動型せん妄発症時の薬剤選択フローチャート
文献1を参考に作成

用する場合は適切なモニタリングと不測の事態への十分な備えが必要です．ヒドロキシジンは抗コリン作用を有するため，せん妄の悪化を招くのではとの懸念がありましたが，近年のデータによると第一世代の抗ヒスタミン薬のなかでも抗コリン作用はきわめて弱いことがわかっており，ハロペリドールとヒドロキシジンの併用もよく用いられています．なお，ハロペリドールはパーキンソン病や重症心不全，レビー小体型認知症への投与が禁忌となっているため，その場合はヒドロキシジンを単独で使うのがよいでしょう．

<処方例> ※糖尿病がない場合
［定時薬］
　トラゾドン 25mg　夕食後
［不眠時］
　トラゾドン 25mg　30分以上あけて計3回までOK

［不穏時］

・内服可能時

　クエチアピン25mg　30分以上あけて計３回までOK

・内服不可時

　ハロペリドール注（5mg/A）　0.5A＋生食20mL　側管からワンショット

　30分以上あけて計３回までOK

2. 低活動型せん妄

　一方，低活動型せん妄では，昼夜問わず傾眠傾向がみられるため，「睡眠・覚醒リズムの構築」が薬物療法の目標となります．ただし，翌朝へ持ち越す可能性のある薬を夕食後や就寝前などに投与すると，日中の眠気が薬の影響によるものか，それとも低活動型せん妄の症状なのかがわかりにくくなります．したがって，半減期が短く翌朝への持ち越しが少ないトラゾドンを選択するのがよいでしょう．

Advice!

④岡山大学病院での取り組み
その1「せん妄ハイリスク患者ケア加算」の活用

　令和2年度の診療報酬改定で「せん妄ハイリスク患者ケア加算」が新設されたこともあり，多くの病院がせん妄の予防を重視する時代になりました．なかでも，認知症の人はせん妄の発症リスクがきわめて高いため，確実に把握して効果的な予防対策を行う必要があります．ただし，すでに述べたように認知症の人は物忘れの自覚が乏しく，自ら病院を受診することは少ないため，診断がついていない「隠れ認知症」をどのようにとらえるかが臨床現場における重要な課題です．

　筆者の前任地の岡山大学病院では，65歳以上の入院患者さんすべてに，「OLD（初期認知症徴候観察リスト）」という評価ツールを実施しています（表7）．入院が決まった外来の時点で，「入院のしおり」などと一緒にOLDの用紙をお渡しし，入院までにご家族に記載していただくようお願いしておきます．そして，入院時に看護師はご家族からOLDの用紙を受けとり，4点以上で「認知機能低下あり」と評価してカルテに記載し，せん妄ハイリスクとして予防対策につなげています．

　なお，このOLDは単に点数にだけ着目するのではなく，どの項目で失点しているのかを把握し，それをケアに活かすことも大きなポイントです．例えば，見当識障害がみられる場合は，カレンダーや時計の設置を積極的に行います．また，記憶障害があれば，内服薬の管理を看護師の方で行うことで，飲み忘れを防ぐことができます．

"ハイリスク"の評価だけでなく，その項目内容をケアに活かしましょう．

表7 ● 初期認知症徴候観察リスト（OLD）

見当識	1	いつも日にちを忘れている ―今日が何月何日かわからないなど	はい	いいえ
	2	時間の観念がない ―時間（午前か午後さえも）がわからないなど	はい	いいえ
記憶	3	少し前のことをしばしば忘れる ―朝食を食べたことを忘れているなど	はい	いいえ
	4	最近聞いた話をくり返すことができない ―昨日，伝えたことなどを思い出せない	はい	いいえ
	5	同じことを言うことがしばしばある ―1日のうちでも，同じ話や質問をくり返しする	はい	いいえ
	6	いつも同じ話をくり返す ―誰かに会うと，いつも同じ話（昔話など）をくり返しする	はい	いいえ
言語	7	特定の単語や言葉が出てこないことがしばしばある ―普段使い慣れた言葉が出てこないなど	はい	いいえ
理解力 注意力 実行機能	8	本人の答えから，質問を理解していないことがうかがえる ―質問に対する答えが的外れで，かみあわないなど	はい	いいえ
	9	話の脈絡をすぐに失う ―話があちこち飛ぶ	はい	いいえ
	10	本人の会話をこちらが理解することがかなり困難 ―本人の話している内容がわかりにくいなど	はい	いいえ
取り繕い	11	話のつじつまを合わせようとする ―答えの間違いを指摘され，言い繕おうとする	はい	いいえ
	12	家族に依存する様子がある ―本人に質問すると，家族の方を向くなど	はい	いいえ

■ 文献

1）「せん妄診療実践マニュアル 改訂新版」（井上真一郎/著），羊土社，2022

第3章
悩ましい言動の
評価と対応

本章の使い方

◆言動の理由 まとめシート
- 各項の冒頭にある「言動の理由 まとめシート」で，背景要因が一覧できます
- 「Don't」は行ってはいけない対応です
- 言動の評価にあたって，まずはせん妄を除外してください（第2章参照）
- 記載されたリンクページにて，背景要因ごとの詳しい解説をお読みください

◆解説
- 背景要因ごとに「気づきのポイント」「対応のポイント」を具体的に示します

◆専門看護師の経験とコツ
- 筆者と看護師3名による座談会．思いがけない工夫がみつかるコーナーです

◆ 第3章のはじめに

　本章では，一般病棟の認知症患者さんにおいて，医療者が対応に悩む14の代表的な言動をあげ，その理由（評価）を複数例示したうえで，適切な対応方法を具体的に解説します．

　認知症患者さんで対応に悩む言動がみられた際，「その言動の背景にある理由を，いくつあげることができるか？」が大きなポイントです．もしそれが頭に浮かばない場合，結果として安易な薬剤投与や身体拘束につながりかねません．そこで，本章を参考にその理由を複数あげ，可能性が高そうなものから順番に対応していただければ幸いです．

　ただし，BPSDの原因となりうる身体的不調は，患者さん自身の感じ方に個人差がありますし，また環境変化や周囲の対応への不適応についても，本人の性格や価値観，職歴，普段の生活環境などが大きく影響します．したがって，患者さんの個別性を重視した評価や対応を心がけることが，きわめて重要と言えるでしょう．

　なお，BPSDの対応は，原則として非薬物療法を最優先すべきです．イライラや不眠，幻覚など，比較的エビデンスがあるものについては，処方の具体例も含めて解説しましたが，薬物療法を行う前には「医療者自身のために薬を出そうとはしていないか？」ということを，必ず自問自答してください．

第3章　悩ましい言動の評価と対応

【座談会の話者のプロフィール】

井上真一郎　筆者．リエゾン精神医学を専門とする精神科医．「総合病院に入院した認知症の患者さんで，何らかの精神症状をみとめるようなケースをたくさん診てきました．これまで得た経験を，本書を通して少しでもお伝えできれば幸いです」．好きな食べ物は日本酒．

馬場華奈己　大阪公立大学医学部附属病院．精神看護専門看護師として精神科リエゾンチームに所属．岡山大学病院時代の筆者の同僚．「精神科リエゾンチーム立ち上げは2カ所目で，組織によって取り組む課題は大きく異なり，日々試行錯誤しながら活動しています」．好きな食べ物は，最近はじめておいしさに気づいた山葵．

木野美和子　筑波メディカルセンター病院．リエゾンの精神看護専門看護師として勤務．筆者とは班研究などで一緒に活動．「日々，せん妄や認知症のある患者さんのケアに奮闘しております」．好きな食べ物は，茨城名物の焼き芋．

田中久美　筑波メディカルセンター病院．老人看護専門看護師，看護部長．筆者とは班研究などで一緒に活動．「2足のわらじの役割りを果たすため日々悪戦苦闘しております．私の看護の軸は，患者さんにとっての『最善』を大切にすることです」．好きな飲み物は，緑茶とトマトジュース．

第3章 悩ましい言動の評価と対応

1 話がかみ合わない

過活動の症状
低活動の症状
拒否的な症状

言動の理由 まとめシート

1. 話がかみ合わない

Don't あきらめて話を聞かない／患者以外で一方的に話を進める　など

評価（背景要因）

＊以下、せん妄を除外した上で・・・

1 話が聞こえていない 　　45p
- Ⓐ 難聴がある
- Ⓑ 周囲の音が気になる
- Ⓒ 耳垢が溜まっている

2 話が理解できていない 　　46p
- Ⓐ 話に集中できていない
- Ⓑ 聞いたことを忘れてしまう
- Ⓒ 内容が理解できていない
- Ⓓ 言葉が理解できていない

3 医療者の接し方に問題がある 　　48p

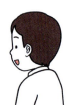

※難聴や耳垢などの理由は，意外と見落としがちである

44　一般病棟でよくある認知症患者さんの悩ましい言動の評価と対応をリエゾン精神科医がもれなく教えます

１ 話が聞こえていない

◆ 気づきのポイント

- 「あいづちを打たない」や「何度も聞き返す」のほか，逆に「何を聞いても『ハイ』と答える」などの様子があれば，話が聞こえていない可能性がある．
    - ㊟ただし，愛想よく『ハイ』『ハイ』と答える場合は，アルツハイマー型認知症などでみられる「場合わせ応答」や「取り繕い」のことがある（第１章 Advice！①参照）．
- 疑わしい場合，同じ内容のことを逆からも尋ねてみるとよい（肯定文＆否定文）．
    - ㊋「痛みはありますか？」「ハイ」→（数分後）→「痛みはありませんか？」→同じく「ハイ」と答える場合，話が聞こえていない可能性あり．

◆ 対応のポイント

Ⓐ 難聴がある場合

- 聞こえやすい方の耳元から，低いトーンで，適度に大きな声で，ゆっくり，はっきりと話しかける（高齢になると高い音から聞こえにくくなるため）．
    - ㊟ただし，声を大きくしようとすると，ついきつい口調になってしまうことがあるため，十分注意が必要である．
- 患者の正面に入り（注意をこちらに向けるため），やや大げさに口を大きく開き，口の動きを見せながら発声する．
- 普段補聴器を使っている場合は，家族に持参をお願いし，正しく着用してもらう．
- 補聴器が合っていない場合は調整する．
- ジェスチャーや筆談，助聴器などを活用する．

- よく尋ねる質問（「トイレですか？」「痛いですか？」など）はカードやリスト作り，指し示しながらコミュニケーションをとる．

Ⓑ 周囲の音が気になる場合　▶注意障害（認知機能障害）

- 静かで落ち着いた環境を準備する．
  - 例 断りを入れてテレビやラジオを切る／モニターの音を消す／デイルームで話をしない．

Ⓒ 耳垢が溜まっている場合

- 外耳道の観察を行い，耳垢の量を確認し，多い場合は取り除く．
  - 注 認知症では，耳掃除の頻度が低いことが知られている．
- 耳垢栓塞（耳垢が外耳道に栓をしている）の場合，耳鼻科へのコンサルトを行う．

2 話が理解できていない

◆ 気づきのポイント

- 「質問に対して的外れな返事をする」や「話の深刻さが伝わっていないような，気の抜けた返事をする」のほか，逆に「愛想よく，わかっているかのようにふるまう（「場合わせ応答」や「取り繕い」）」などの様子があれば，話を十分理解できていない可能性がある．
- 疑わしい場合，医療者が伝えた内容を，自分の言葉でもう一度説明してもらうとよい．
  - 例 「今日から始める薬は，どのような薬か，もう一度教えていただけますか？」→うまく説明できない場合，話が理解できていない可能性あり．

◆ 対応のポイント

Ⓐ 話に集中できていない場合　▶注意障害（認知機能障害）

- 静かで落ち着いた環境を準備する.

  ㊤断りを入れてテレビやラジオを切る／モニター音を消す／デイルームで話をしない）.

- 患者の視野に，複数の医療者が入らないようにする.
- 正面から入り，普段より一歩近いところから，視線をキャッチしたうえで話を始める.
- 医療者の顔に影がかからないようにする（特に夜間）.
- 患者の顔より少し低い位置で話しかける.
- アイコンタクトをとる.
- ときどき，意識的に名前を呼ぶなどして，注意を惹きつける.
- 複数の刺激を用いる.

  ㊤タッチングしながら話しかける（触覚＋聴覚）.

- 会話は短く，具体的に.
- ゆっくり，はっきり.
- 話題は1つずつ.
- 大事なところはくり返す.

Ⓑ 聞いたことを忘れてしまう場合　▶記憶障害（認知機能障害）

- その都度，くり返し説明する（即時記憶は保たれていることが多い）.
- 説明した内容を紙に書き，見やすいところに置いておく. その際，図表や写真，絵カードなどを積極的に用いる.

Ⓒ 内容が理解できていない場合

- 短い文章で，わかりやすい言葉を用いて伝える.
- 図表や写真，絵カードなどを活用する.

Ⓓ 言葉が理解できていない場合　▶失語（認知機能障害）

感覚性失語（言葉の意味を理解できない）

- ジェスチャーを交えながら，短い文章で，わかりやすい言葉を用いて伝える．
- 図表や写真，絵カードなどを活用する．
- クローズド・クエスチョン（Yes／Noで答えられる質問）を用いる．

運動性失語（言いたいことを言葉にできない）

- コミュニケーションボード（50音表），スマートフォン，タブレットなどを用いる．
- 図表や写真，絵カードなどを活用する．
- 具体的な選択肢を提示し，それに対する反応（表情や首を縦／横に振るなど）で判断する．
- 患者が言葉に詰まっても，言葉を遮ったり，先回りしたりしない．

❸ 医療者の接し方に問題がある

◆ 気づきのポイント

- 「話の途中で聞くのをやめる」や「イライラしている」などの様子があれば，医療者の接し方が原因となっている可能性がある．
- 疑わしい場合，別の医療者に印象などを聞いてみるとよい．
  - 例）「あの患者さん，話がかみ合わないことはない？」→「いいえ，そんなことはないですよ」→接し方が原因となっている可能性あり（医療者の対応によって反応が違うことから）

◆ 対応のポイント

○ 認知症の人に対する適切な話し方や接し方

- 医療者は，経験を重ねるほど，知らず知らずのうちに自分のスタイルが固まってしまう．したがって，たとえ適切でない話し方や接し方を

していても，自分ではなかなか気がつきにくい（自分のクセに気づき
にくいのと同じ）.

• なるべく客観的に，自分の言動を振り返ってみることが大切である.

　▶表1のようなNG対応をしていないか？

表1 ● 医療者の対応のNGリスト…確認してみましょう

□ 無視／放置／説得／否定／叱責／禁止…
□ 声をかけることなく，突然カーテンを開ける
□ 笑顔がない
□ 挨拶をしない
□ 自己紹介をしない
□ 目線を合わせない
□ いきなり用件を切り出す（訪問の目的などを伝えない）
□ 一方的に，早口で話す
□ 不必要に大きな声で，怒ったような口調で話す
□ 長い文章で，一度にたくさんのことを伝える
□ 難しい言葉や医学用語を使う
□ 「あれ」「そこ」など，指示語を多用する
□ 「は〜い，お薬，飲むよ〜」のように，子どもに話すような言葉を使う
□ 感情をぶつける
□ ため息をつく
□ 急かす（患者のペースに合わせようとしない）
□ 「動かないで！」など命令口調になる
□ 「どうせわからないだろう」と考え，十分な配慮を行わない
□ 必要な説明を省略する
□ 考えや希望を聞くことなく，こちらの意向を押しつける
□ 本人の前であるにもかかわらず，傷つけたり不安にさせたりすることを話す
□ 言葉を遮ったり，先回りしたりする
□ 「はいはい」などと軽くあしらう
□ 予告なく体に触れる
□ ケアや処置をしながら，医療者間で雑談をする
□ 個室のドアを開け放し，カーテンを閉じずにケアや処置を行う
□ 十分な評価（3要件）を行うことなく，身体拘束を実施する
□ 十分な評価を行うことなく，鎮静作用の強い薬剤を投与する
□ 十分な評価を行うことなく，不穏時の頓服薬を投与する

第3章

1 話がかみ合わない

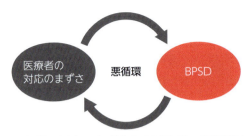

図1 ● 医療者の対応のまずさとBPSDは,悪循環をきたす

- BPSDの原因の1つが「周囲の対応のまずさ」であることから,医療者の接し方を見直すことは,すべてのBPSDの予防や改善に必要である.それによって,BPSDの悪循環を断ち切ることができる（図1）.
- 目の前の患者さんを「認知症」の人ととらえるのではなく,認知症の「人」としてかかわることが重要である.

Advice!

⑤「スピーチロック」とは？

　認知症の人に接する際に注意しておきたいのは、「3つのロック」です．3つのロックとは，①スピーチロック，②フィジカルロック，③ドラッグロックのことを指します（図2）．

　なかでも，スピーチロックは無意識に行われていることが多く，自分では気がつきにくいため，特に頻度が高いことが知られています．

　表2に，「言い換えフレーズ」をあげてみました．言い換えのポイントは，丁寧な言葉を使うだけでなく，一方的な否定や命令をせず，お願いをしたり意向を尋ねたりすることです．このほかにも，普段よく用いる言葉にどのような言い換えができるのか，個人的に見直してみたり，または皆で話し合ったりするのがよいでしょう．何気なく使っている言葉を振り返ることで，多くの気づきが得られるはずです！

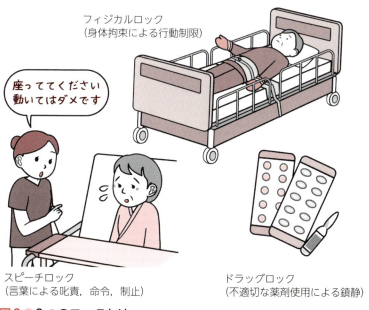

図2 ● 3つのロックとは

表2 ● 言い換えフレーズ

×	○
動かないで！	立ち上がると転ばないか，すごく心配です．したいことがあれば，教えてもらえますか？
ちょっと待って！	5分ほどしたら戻ってくるので，それまでお待ちいただけますか？
それ，触らないで！	この管が，とても気になるんですね．目に入りにくいところに置くようにしますね．
なんでそんなことするの！	どうされましたか？ 危ないので，何かほかのことをしませんか．

＊「なんで」や「どうして」という言葉を使うと，聞き手側にとっては責められたように感じることがある．

Advice!

⑥認知症診療において筆者が心掛けている「10カ条」

認知症の人が入院された際，筆者が心掛けている10カ条は表3のとおりです．

多くの医療者にとって，それぞれの職種や立場，役割での経験から，自分なりの「10カ条」があるのではないでしょうか？ ぜひ，皆で話し合ってみてください．

表3 ● 認知症診療において筆者が心掛けている「10カ条」

1．「いつも笑顔で」を強く意識する
さまざまな表情のなかでも，「笑顔」については，認知症の人の大部分が認識できる．

2．敬意をもって接する
話を始める前に，必ず自己紹介や挨拶を行う．また，患者の名前を呼ぶことで，「人」として尊重している姿勢を伝える．目の前の認知症の人を，「将来の自分の姿」ととらえることが大切である．
例「○○さんですか？ 井上といいます．今，少しお話してもよろしいでしょ

うか？」

3．顔を見て，目線を合わせて話す
こちらの話に集中できるよう，相手の目線を「キャッチする」感覚で接する．

4．穏やかな口調でやさしく話しかけ，安心感をもってもらう
「ホッと安心した」「嫌な気分になった」など，認知症の人には感情の記憶が残りやすい．また，気持ちが穏やかになると，ケアや処置なども受け入れてもらいやすくなる．「安心感」は重要なキーワードである．

5．短い文章や平易な言葉を用いるなど，「より丁寧に」を心がける
医療者は無意識に医学用語を多用したり，「これくらいはわかるだろう」などと一部の説明を省略したりといったことがある．

6．時間的なゆとりをもって接する
時間的なゆとりがあると，言葉を遮ったり，先回りしたりといったことがなくなり，相手のペースに合わせることができる．

7．表情やしぐさに着目する
言葉だけでなく，非言語的メッセージからも，本人が抱いている感情ややりたい行動などを把握することが可能である．

8．BPSDをみとめたときは，まず自分の対応を見直す
認知症の人は，医療者の心を映し出す鏡のような存在である（例えば，「自分の接し方が患者さんのイライラにつながっていないか？」など，自らの対応を振り返ることが大切）．

9．その行動の理由（わけ）を考える
対応に悩む言動があった際，「氷山モデル」で考えるクセをつける（第1章参照）．

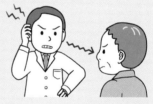

医療者の表情や接し方は認知症のある人の行動や感情に影響を及ぼす

10．その人の生活史（ストーリー）に沿った対応を考える
どこで生まれ，どの学校を出て，どんな仕事をしてこられたのか？ 自慢できることは何か？ 好きなことや嫌いなことは？ 趣味は？ どのような性格…？ 対話をするなかでその人「らしさ」を知り，それを対応に活かすことが大切である．

専門看護師の経験とコツ

> 井上：筆者／馬場：大阪公立大学医学部附属病院，精神看護専門看護師／木野：筑波メディカルセンター病院，精神看護専門看護師／田中：筑波メディカルセンター病院，老人看護専門看護師　＊詳しいプロフィールは43ページ

井上　「話がかみ合わない」というテーマについて，皆さんの経験を教えてください．まずは田中さん，いかがですか？

田中　そうですね．認知症の人って，理解できていないことを知られたくないから，笑顔でうなずくことがあるじゃないですか．

井上　いわゆる，「取り繕い」ですね．

田中　でも，その様子から医療者は「理解してくれている」と思ってしまい，後で聞いたらご本人は全然わかっていなかった，ということはよくありますよね．聞こえてない場合だけでなく，聞こえていても，ただただうなずいていることもあると思います．

木野　つい先日入院した方は，何に対しても「はい」と答えるんです．「おはようございます」という挨拶にも「はい」と答えていました．

井上　そこは，「はい」ではありませんよね…．

田中　きちんとわかっているかを把握するには，すべての話が終わってから「理解できましたか？」と尋ねるのではなく，短い間隔でこまめに確認していくのがよいと思います．

井上　なるほど．それは大切ですね．

馬場　「取り繕い」に気づいていない医療者は案外多いのかもしれません．取り繕っている様子が随所にあっても，やりとり自体はスムーズに流れているので，後でそのやりとりをしていたスタッフに尋ねると「落ち着いてましたよね」と全く問題視されていないということがありました．「話がかみ合わない」というのは，例えば見当識障害のようなわかりやすい“ズレ”がないと，意外と気づかないように思います．

木野　「お薬の管理はできますか？」と聞いて「はいはい」と答えるけれども，結局全然できていないとか，違う時間に飲んでいるとかで，後から取り繕いに気づくこともありますよね．

井上　言葉と実際の行動とのギャップに気づけるかどうかが，大きなポイントな

んですね.

馬場 あと,治療について尋ねたとき,「治療のことは難しいからねえ. 先生に任せてます」などと言われたとしても,医療者も「そうですよねー」と流してしまってそれ以上深く聞かないことがありますよね. 大事な話については,積極的に理解度を確認した方がいいように思います.

田中 ご本人は,わかっていないことで,実は不安な気持ちにもなっているかもしれません.

井上 そういった不安への配慮も必要ですね.

第3章 悩ましい言動の評価と対応

2 落ち着きがない／歩き回る

言動の理由 まとめシート

2. 落ち着きがない／歩き回る

Don't 言葉で叱責・制止する／身体拘束をする／過剰に薬剤を投与する／強制的に退院させる　など

評価（背景要因）

＊以下、せん妄を除外した上で…

1 身体的な苦痛がある　　　　　　　　　　　　　　　　58p
- Ⓐ 痛みがある
- Ⓑ 便秘がある　など
- ➡ そのほか、「息苦しい」「ムカムカする」「だるい」「かゆい」「しびれる」「尿が出にくい」など

2 生理的な欲求がある　　　　　　　　　　　　　　　　61p
- Ⓐ 尿意がある
- Ⓑ 便意がある
- Ⓒ 部屋が暑い／寒い
- Ⓓ 喉が渇いている／お腹がすいている

3 薬の影響がある　　　　　　　　　　　　　　　　　　62p
- Ⓐ アカシジア（静坐不能症）
- Ⓑ レストレスレッグス症候群（むずむず脚症候群）
- Ⓒ 不安やイライラを惹起する薬剤が投与されている

一般病棟でよくある認知症患者さんの悩ましい言動の評価と対応をリエゾン精神科医がもれなく教えます

4 心理的な苦痛がある　　　　　　　　　　　67p

5 帰宅願望がある　　　　　　　　　　　　　70p
　　Ⓐ病院が落ち着かない
　　Ⓑ家でしたいこと・家に気になることがある

6 自分の病室がわからない　　　　　　　　　72p
　　Ⓐ自分の病室が覚えられない
　　Ⓑトイレと部屋などの距離感がつかめない

7 入院の必要性が理解できていない　　　　　73p

8 医療者の接し方に問題がある　　　　　　　48p

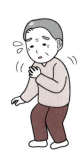

※探し物があったり，出口を見つけようとしていたりと，原則として徘徊には「目的」がある

1 身体的な苦痛がある

◆ 気づきのポイント

- 「顔をしかめる」や「口を固く結ぶ」などの様子があれば，身体的な苦痛が原因となっている可能性がある．
- 表情やしぐさ，バイタルサインなどを確認したうえで，身体診察を行ってみるのがよい．
  - 例「しんどそうな表情」→腹部の触診や聴診→便秘（＋）

◆ 対応のポイント

Ⓐ 痛みがある場合

- 痛みは自覚症状で評価するため，まずは患者に直接尋ねる必要がある．その際，患者が答えやすいように，クローズド・クエスチョンを意識する（「痛いですか？」）．
- 認知症の人は，痛みをうまく表現ができないことがあり，過小評価されやすいため，非言語的メッセージ（表情，声，呼吸，態度など）に着目する必要がある．
  - ▶ PAINAD（表1）や日本語版 DOLOPLUS-2（表2）の項目を参考にする．
  - 注観察項目：「特定の部位を自らおさえたりさすったりする」「眉間にしわを寄せる」「歯を食いしばる」「うめき声をあげる」「物をつかんで離さない」「興奮する」なども痛みを疑うサインである．
- 鎮痛薬による薬物療法のほか，非薬物療法として体位の工夫／ギャッジアップの角度調整／マッサージ／冷やしたり温めたりする／心理的なサポート，などが有効である．

Ⓑ 便秘がある場合

- 腹部膨満感や嘔気・嘔吐などの有無について，まずは患者に直接尋ねる必要がある．その際，クローズド・クエスチョンを意識する（「お腹

表1 ● PAINAD（Pain Assessment IN Advanced Dementia）

	0	1	2
呼吸 （非発声時）	正常	随時の努力呼吸 短期間の過呼吸	雑音が多い努力性呼吸， 長期の過換気 チェーンストークス呼吸
ネガティブな啼鳴 （発声）	なし	随時のうめき声 ネガティブで批判的な 内容の小声での話	くり返す困らせる大声 大声でうめき苦しむ 泣く
顔の表情	微笑んでいる 無表情	悲しい 怯えている／ 不機嫌な顔	顔をゆがめている
ボディランゲージ	リラックスしている	緊張している／苦しむ 行ったり来たりする そわそわしている	剛直／握ったこぶし 引き上げた膝／引っ張る 押しのける／殴りかかる
慰めやすさ	慰める必要なし	声かけや接触で気をそ らせる，安心する	慰めたり，気をそらしたり， 安心させたりできない

文献1より引用（平原佐斗司訳）

がはっていますか？」）.

- 認知症の人は，排便困難や残便感などをうまく表現ができないことがあり，過小評価されやすいため，非言語的メッセージ（表情，声，呼吸，態度など）に着目する必要がある.
- また，排便回数の記録を確認するほか，腹部の触診や聴診を行い，必要に応じてエコーなどの検査を検討する.
- 高齢者では薬剤による便秘〔抗コリン薬／向精神薬（抗精神病薬や抗うつ薬）／抗パーキンソン病薬／オピオイド／循環器作用薬／化学療法薬など〕が多いため，もし原因となる薬剤があれば，減量・中止や他剤への変更を検討する.
- 酸化マグネシウムやルビプロストン，エロビキシバット，ポリエチレングリコールなどによる薬物療法のほか，非薬物療法として適正な食事（食物繊維など）や水分摂取／離床や適度な運動（リハビリテーション）／腹壁マッサージなどが有効である.
- 効果を急ぐ場合は，グリセリン浣腸の施行を検討する.

表2 ● 日本語版DOLOPLUS-2

1. 痛みの訴え

訴えの種類 程度	言葉	ジェスチャー	声をあげて泣く	涙が出ている	うめき	その他 (具体的)
0. 訴えがない						
1. 聞くと訴える						
2. 時々訴える／観察される						
3. 常に訴える／観察される						

2. 安静時に痛みを防ぐような体位をしている（いつもと異なる体位をするのは，痛みを避け，緩和するためである．）

0. 安静時，いつもの体位である〔安静時いつも体位は　　　　　　　　　　　　　〕	
1. 安静時，時々ある体位を避ける	
2. 安静時，いつも痛みを避けるような体位をとっている	
3. 安静時，痛みを避けるような体位を絶えず探している	

3. 痛みの部位の保護（ケアをしている時に，防衛的なジェスチャーで，痛みの部位をかばおうとする．）

0. 痛みの部位をかばおうとする行動はみられない	
1. どんなケアにも抵抗しないが，痛みの部位をかばおうとする	
2. ケアに対して抵抗し，痛みの部位をかばっている	
3. ケアしていないときでさえ，痛みの部位をかばっている	

4. 表情

表情の種類 程度	しかめ顔	ひきつった顔	だるそうな顔	凝視	ぼんやりした目つき	涙目	その他 (具体的)
0. いつもと変わらない〔いつもは右記である〕							
1. ケアをする時に（右のような）表情がみられる							
2. ケアをしていない時も（右のような）表情がみられる							
3. 常に（右のような）表情がみられる							

文献2より一部引用

重要

　身体的な苦痛は，このほかにも呼吸困難，嘔気・嘔吐，倦怠感，痒み，しびれ，排尿困難など，多種多様である．また，脱水や発熱，感染症なども，イライラなどの背景要因となりうる．したがって，患者が示す非言語的メッセージに十分注意を払うとともに，バイタルサインの確認や丁寧な身体診察，そして必要に応じて検査などを積極的に行うようにしたい．

　なお，これらの具体的な原因や対応については，成書をご参照いただきたい．一点，嘔気・嘔吐については薬剤性（オピオイド，抗認知症薬，抗うつ薬など）が見逃されやすいため，十分注意が必要である．

2 生理的な欲求がある

◆ 気づきのポイント

- 「足踏みをする」，「下半身をしきりに気にしている」，「ズボンや陰部を触る」などの様子があれば，尿意・便意の可能性がある．
- 疑わしい場合，積極的にトイレ誘導を行うとよい．

◆ 対応のポイント

Ⓐ 尿意がある場合

- 尿意の有無について，まずは患者に直接尋ねる．その際，クローズド・クエスチョンを意識する（「トイレに行きたいですか？」）．
- 利尿薬を内服中であれば，その影響について評価を行う．
- 積極的にトイレ誘導を行う．
- 利尿作用のあるカフェイン入り飲料（コーヒー／紅茶／緑茶／ウーロン茶／ほうじ茶など）を避ける．
- 点滴の量や時間などを見直す．
- 寝る前に過度の飲水を控えるよう指導する（ただし，高齢者では脱水

にも注意が必要）．

- 頻尿の場合，膀胱炎や前立腺肥大症などの精査を行う．

Ⓑ 便意がある場合

- 便意の有無について，まずは患者に直接尋ねる．その際，クローズド・クエスチョンを意識する（「トイレに行きたいですか？」）．
- 便秘薬を内服中であれば，その影響について評価を行う．
- 積極的にトイレ誘導を行う．
- 自尊心に配慮し，安易なバルーン留置や紙オムツの使用を避ける．
- 腹痛や下痢がある場合，薬剤や感染性胃腸炎などの精査を行う．

Ⓒ 部屋が暑い／寒い場合

- 空調を調整する．
- 布団を増やしたり減らしたりする．
- 衣服を工夫する．

Ⓓ 喉が渇いている／お腹がすいている場合

- 口渇や空腹の有無について，まずは患者に直接尋ねる．その際，クローズド・クエスチョンを意識する（「喉が渇いていますか？」「お腹がすいていますか？」）．
- 脱水について，皮膚が乾燥していないか確認する．
- 時間帯（夜中なのか，食事が近いのかなど）などを考慮したうえで，適量となる飲水や食べ物の摂取をすすめる．

3 薬の影響がある

◆ 気づきのポイント

- 「ベッドの周りや廊下をやたらとウロウロする」や「トイレによく行くものの，実際には排尿や排便がない」などの様子があれば，アカシジアまたはレストレスレッグス症候群の可能性がある．

- 疑わしい場合，まずはアカシジアを引き起こす薬剤が投与されていないかどうかを確認するとよい．

    - **例** 投与中の薬剤のなかに，アカシジアを引き起こす薬剤があるかどうかを確認→制吐薬としてメトクロプラミドが投与されている→メトクロプラミドによるアカシジアと考えられる．

    - **例** 投与中の薬剤のなかに，アカシジアの原因となりうる薬剤はない→アカシジアは否定的→レストレスレッグス症候群の評価に進む．

◆ 対応のポイント

Ⓐ アカシジア（静坐不能症）の場合

- 抗精神病薬や制吐薬などの投与後にみられる副作用で（**表3**），横になっていることが苦痛となり，落ち着きのなさを和らげるために歩き回ることがある（寝たきりの患者では，しきりに体の向きを変えようとするなど）．

- 原因となる薬剤の投与開始または増量後，数日以内に出現することが多い．

- 原因となる薬剤の減量・中止が治療の原則である．なお，アカシジアには抗コリン薬やベンゾジアゼピン受容体作動薬などが有効ではあるが，いずれもせん妄を惹起する可能性があるため，高齢者や認知症の患者では投与を避けることが望ましい．

Ⓑ レストレスレッグス症候群（むずむず脚症候群）の場合

- 夜間に脚などがムズムズして，横になっていることが苦痛となり，落ち着きのなさを和らげるために歩き回ることがある（寝たきりの患者では，夜間に脚をバタバタさせるなど）．

- 主な原因によって，特発性（原因不明）と二次性（身体疾患や薬剤などが原因）の2つに分けられる（**図1**）．

- 特発性では，カフェインを控えたり，下肢マッサージを行ったりするなどの非薬物療法のほか，ドパミン受容体作動薬などによる薬物療法

表3 ● アカシジアの原因となる薬剤

薬剤の種類	代表的な薬剤と商品名
抗精神病薬	・ハロペリドール（セレネース®） ・プロクロルペラジン（ノバミン®） ・クロルプロマジン（コントミン®／ウインタミン®） ・レボメプロマジン（ヒルナミン®） ・リスペリドン（リスパダール®） ・アリピプラゾール（エビリファイ®） ・ペロスピロン（ルーラン®） ・オランザピン（ジプレキサ®） ・クエチアピン（セロクエル®） ・スルピリド（ドグマチール®） ・チアプリド（グラマリール®）など
抗うつ薬	・アミトリプチリン（トリプタノール®） ・アモキサピン（アモキサン®） ・イミプラミン（トフラニール®） ・クロミプラミン（アナフラニール®） ・マプロチリン（ルジオミール®） ・ミアンセリン（テトラミド®） ・スルピリド（ドグマチール®） ・トラゾドン（レスリン®／デジレル®） ・ミルタザピン（リフレックス®／レメロン®） ・フルボキサミン（ルボックス®／デプロメール®） ・パロキセチン（パキシル） ・セルトラリン（ジェイゾロフト®） ・エスシタロプラム（レクサプロ®） ・ミルナシプラン（トレドミン）など
抗てんかん薬・気分安定薬	・バルプロ酸（デパケン®／セレニカ®）など
抗不安薬	・タンドスピロン（セディール®）
抗認知症薬	・ドネペジル（アリセプト®）など
消化性潰瘍治療薬	・ファモチジン（ガスター®） ・スルピリド（ドグマチール®）
消化器用薬	・メトクロプラミド（プリンペラン®） ・ドンペリドン（ナウゼリン®） ・イトプリド（ガナトン®） ・オンダンセトロン（オンダンセトロン） ・モサプリド（ガスモチン®）
抗アレルギー薬	・オキサトミド（オキサトミド）

（次ページに続く）

薬剤の種類	代表的な薬剤と商品名
降圧薬	・マニジピン（カルスロット®） ・ジルチアゼム（ヘルベッサー®） ・メチルドパ（アルドメット®）
抗がん剤	・イホスファミド（イホマイド®） ・カペシタビン（ゼローダ®） ・フルオロウラシル（5-FU）
その他	・フェンタニル（デュロテップ®MTパッチ，フェントス®テープ，ワンデュロ®パッチ，アブストラル®，フェンタニル） ・インターフェロンなど

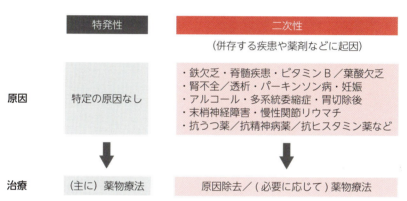

図1 ● レストレスレッグス症候群の原因と治療

を行う．二次性であれば，原因の除去（例鉄欠乏性貧血であれば，血清フェリチン値が50μg/dLを超えるまで鉄剤投与）に加えて，適宜ドパミン受容体作動薬などによる薬物療法を検討する（表4）．

ⓒ 不安やイライラを惹起する薬剤が投与されている場合

- ステロイド，インターフェロン，抗てんかん薬（レベチラセタム，ペランパネル），抗認知症薬（ドネペジルなど），抗うつ薬など，イライラを惹き起こす薬剤が投与されていないかについて確認する．

表4 ● レストレスレッグス症候群の治療薬　※高齢者では少量から開始する（一般成人量の1/3〜1/2程度）

分類	一般名（商品名）	保険適用	形状	排泄経路	用量	特徴
ドパミン受容体作動薬（第一選択）	プラミペキソール（ビ・シフロール®）	○	錠剤	腎	0.125mg〜0.75mg（眠前）	・即効性が期待できる ・高度の腎機能障害を有する患者には使用を避ける ・augmentation（症状増強）に注意 ・【警告】突発的睡眠がみられることがあり、自動車運転などをさせないこと（添付文書）
	ロチゴチン（ニュープロ®パッチ）	○	貼付剤	肝	2.25mg〜6.75mg（眠前）	・内服不可や腎機能障害、日中にも症状がある患者に有用である ・肩、上腕部、腹部、側腹部、臀部、大腿部のいずれかに貼付し、24時間ごとに貼り替える ・入浴前に剥がし、入浴後に貼付すると忘れにくい ・貼付部位の発赤・掻痒に注意 ・【警告】突発的睡眠がみられることがあり、自動車運転などをさせないこと（添付文書）
A2δリガンド	ガバペンチンエナカルビル（レグナイト®）	○	錠剤	腎	300mg〜600mg（夕食後）	・睡眠深度の増強作用がある・RLSに伴う痛みに有効なことがある ・眠気やフラツキを生じることがある・高度の腎機能障害には禁忌 ・【重要な基本的注意】眠気、注意力・集中力・反射運動能力等の低下等がおこることがあるため、自動車運転などをさせないよう注意すること（添付文書）
ベンゾジアゼピン受容体作動薬	クロナゼパム（ランドセン®/リボトリール®）	×	錠剤	腎	0.5mg〜2mg（眠前）	・睡眠作用は強い ・半減期が長いため、翌日に強い眠気やフラツキが続くことがある ・せん妄ハイリスク患者では使用を避ける ・【重要な基本的注意】眠気、注意力・集中力・反射運動能力等の低下等がおこることがあるため、自動車運転などをさせないよう注意すること（添付文書）

- もし原因となる薬剤があれば，減量・中止や他剤への変更を検討する.
- 抗うつ薬は，投与初期などにイライラが強くなることがある〔アクティベーション・シンドローム（賦活症候群）〕．また，増量時や他の抗うつ薬と併用した場合などに，セロトニン症候群をきたす可能性がある.
- セロトニン症候群では，抗うつ薬（三環系，SSRI，SNRIなど）や炭酸リチウム，トラマドール，ペンタゾシン，デキストロメトルファンなどの投与開始あるいは増量後数時間から1日以内に，不安・イライラ・不穏などの精神症状のほか，発汗・頻脈・発熱などの自律神経症状，振戦やミオクローヌスなどの神経筋症状が出現する.
- その他，長期にわたって内服中のベンゾジアゼピン受容体作動薬や抗うつ薬などを急に中止すると，リバウンドとして不安やイライラなどをきたすことがある.
- また，入院による断酒や禁煙も，リバウンドによって不安やイライラなどをきたすことがある.

4 心理的な苦痛がある

◆ 気づきのポイント

- 「暗い表情をしている」や「ため息をつく」などの様子があれば，心理的な苦痛が原因となっている可能性がある.
- まずは「今，どんなことが気がかりですか？」などと，オープン・クエスチョンで尋ねる.
- オープン・クエスチョンでは気がかりを引き出せない場合，「Aがご心配ですか？ あるいはBが気がかりですか？ それとも，ほかのことでしょうか？」など，具体的な選択肢をあげながら尋ねてみるとよい.

◆ 対応のポイント

- 本人から引き出した「気がかり」を，少しでも和らげるようにする.

- 入院や病室の移動など，環境の変化が心理的な苦痛につながることがある．
- 音や光，においなど，不快な刺激がないかを確認する．
- 普段一緒に生活している家族には，本人の気がかりがわかる場合も多いため，積極的に確認するのがよい．
- 心身の不調に対して過剰に心配し，心気的になって悪循環をきたしている場合は，気持ちを紛らわせる工夫を本人と一緒に（あるいは家族も交えて）探すのがよい（趣味のことやリハビリテーションなど）．
- 非薬物療法を優先するが，不安やイライラが強いケースなどでは，**必要に応じて**最小限の薬物療法を検討する．

○不安やイライラが強い場合の薬物療法

＜処方例1＞
［不安・イライラ時］
リスペリドン（リスパダール®）内用液0.5 mL　1回1包　頓用
30分以上あけて計3回／日までOK

処方上の留意点

- リスペリドンは，抗幻覚・妄想作用の強い抗精神病薬であり，不安やイライラに対して用いることがある（抗不安薬はせん妄を惹起する可能性が高いため投与を避ける）．
- 内用液は効果発現が速いため，頓服として有用である．
- 毎日のように不安やイライラが強い場合，その時間帯の前に定期内服とするのがよい．
- 鎮静作用はそこまで強くないため，日中に使用しても過鎮静となることは少ない（昼夜逆転を避けることが可能）．
- 腎機能障害がある場合は，用量を少なめに設定するのがよい．
- 錐体外路症状（パーキンソン症状含む）に注意が必要なほか，抗精神病薬のなかでは比較的アカシジアが起こりやすい．
  - ▶「リスペリドンを投与しても，一向にイライラがおさまらない」

あるいは「さらにひどくなった」ようなケースでは，アカシジアの可能性を考える．

<処方例2＞
［不安・イライラ時］
アリピプラゾール（エビリファイ®）錠3 mg　1回1錠　頓用
30分以上あけて計3回／日までOK

処方上の留意点

- アリピプラゾールは，抗幻覚・妄想作用の強い抗精神病薬であり，不安やイライラに対して用いることがある．
- 毎日のように不安やイライラが強い場合，その時間帯の前に定期内服とするのがよい．
- 鎮静作用はそこまで強くないため，日中に使用しても過鎮静となることは少ない（昼夜逆転を避けることが可能）．
- 不安やイライラが顕著でない場合は，1〜2 mgを開始用量とするのがよい．
- BPSDのネットワークアナリシスでは，リスペリドンよりも有効性が高いと報告されている．
- 錐体外路症状（パーキンソン症状含む）に注意が必要なほか，抗精神病薬のなかでは比較的アカシジアが起こりやすい．
  - ▶「アリピプラゾールを投与しても，一向にイライラがおさまらない」あるいは「さらにひどくなった」ようなケースでは，アカシジアの可能性を考える．

<処方例3＞
［不安・イライラ時］
抑肝散2.5 g　1回1包　頓用
30分以上あけて計3回／日までOK

処方上の留意点

- 抑肝散は，神経症や不眠症などに保険適用を有する漢方薬であり，不安やイライラに対して用いられることがある．
- 毎日のように不安やイライラが強い場合，その時間帯の前に定期内服とするのがよい．
- 鎮静作用はきわめて弱いため，日中に使用しても過鎮静となることはほとんどない．
- リスペリドンやアリピプラゾールに比べると効果は弱いと考えられるが，錐体外路症状などの副作用はみられないため，できるだけ有害事象を避けたいケースに有用である．
- 甘草を含んでいるため，偽アルドステロン症による低カリウム血症をみとめることがある．したがって，可能な限りカリウム値を測定・評価するとともに，しびれや脱力感，筋肉痛，血圧上昇，浮腫などの症状に注意が必要である．

5 帰宅願望がある

◆ 気づきのポイント

- 「家に帰りたい」との訴えがあれば帰宅願望は確実であるが，むしろはっきりと言わない患者も多い．

◆ 対応のポイント

Ⓐ 病院が落ち着かない場合

- 病院の居心地が悪く，落ち着かないため，家に帰りたくなっている可能性がある．
  - 注 実際に「家に帰りたい」というのではなく，「家のような安心できる場所に帰りたい」を意味していることがある．
- 不慣れな環境で不安になっていると考え，病院が本人にとって安心で

きる場所と感じてもらえるよう，楽しげな会話や雰囲気づくりをする／馴染みのあるものや好きなものをそばに置く／写真を飾る／本人の好きな音楽を流す／気分が落ち着くアロマを使う／使い慣れた食器や枕，衣服を準備するといった対応を行う．

> 注「ナースステーション内に連れてきて見守る」という対応はしばしば行われるが，バタバタと忙しなく動く看護師を見て，かえって落ち着かなくなることも多い．「本当に『見守る』ことが目的なのか？」「医療者の都合になっていないか？」について十分考えることが大切である．

- 何が不安になっているのかを考え，可能な限りそれを取り除くようにする（医療者の接し方も含め）．
- 家族に付き添いをお願いする．

> 注家族の付き添いは本人の安心感につながることも多いが，家族にも仕事や生活があるため，無理強いは禁物である．特に，医療者が行うべき業務の一部を家族に押しつけていないか，さらにはわれわれが大変だからという医療者側の一方的な都合で付き添いをお願いしていないか，依頼する前に自問自答をする必要がある．

Ⓑ 家でしたいこと・家に気になることがある場合

- 家でいつもしていることや，家に気になることがあるため，帰りたくなっている可能性がある．
- 「家でしたいことや，家に気になることがあるのですか？」などと尋ねてみる．また，「Ａが気になりますか？ あるいはＢが気になるのでしょうか？ それとも，ほかのことでしょうか？」など，具体的な選択肢をあげながら尋ねてみるとよい．
- 普段一緒に生活している家族には，本人が家でしたいことなどがわかる場合も多いため，積極的に確認するのがよい．

6 自分の病室がわからない

◆ 気づきのポイント

- 「トイレの後，自分の病室に戻ってこれない」や「誤って別の病室に入ってしまう」などの様子があれば，自分の病室がわからなくなっている可能性がある．
- 疑わしい場合，見当識などを確認するとよい．

◆ 対応のポイント

Ⓐ 自分の病室が覚えられない場合　▶見当識障害＋記憶障害（認知機能障害）

- 病室の場所や番号などについて，その都度，くり返し説明する．
- 部屋から出る際には，医療者が付き添うようにする．
- 部屋の入り口に，本人にとって目印になるようなものを置いておく（貼る）．

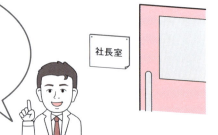

仕事中心の生活をしていた人（例えば元社長）は，このような目印だと部屋をみつけやすいことがあるかもしれません．このように，本人の生活史を対応に活かすことが大切です．
ただし，尊厳を守って接することを忘れないようにしましょう．

Ⓑ トイレと部屋などの距離感がつかめない場合 ▶視空間認知障害
（認知機能障害）

- 照明を明るくする.
- 床の反射を減らす.
- トイレに行く際には医療者が付き添い，わかりやすくガイドを行う.

7 入院の必要性が理解できていない

▶記憶障害（認知機能障害）

◆ 気づきのポイント

- 「元気だから家に帰る」と言って荷物をまとめるなどの様子があれば，入院の必要性が理解できていない可能性がある.
- 「今回，なぜ入院になったのか，教えていただけますか？」などと尋ねてみるのがよい.

◆ 対応のポイント

- 入院の必要性について，その都度，くり返し説明する.
- 「ここは○○病院です．△△さんは，□□の治療のために入院していただいています」など，状況をわかりやすく書いた紙を，見やすいところに置いておく.
- 家族から，「○○の治療，頑張ってね！ □日に面会に行きますよ」といった内容の手紙を書いてもらう（または動画を利用する）.

Advice!

⑦転倒への効果的な予防対策とは？

　認知症の人は高齢のことが多いため，筋肉量の減少によって運動機能が低下し，転倒のリスクがきわめて高くなります（フレイル）．したがって，認知症の入院患者さんが落ち着きなく歩き回る際には，転倒の予防がきわめて重要です．**表5**に転倒の予防対策についてまとめておきます．

表5● 転倒の予防対策

＜医療スタッフができること＞
- ・トイレまでの動線に障害物を置かない
- ・段差を減らす
- ・トイレまでの移動距離をなるべく短くする
- ・ポータブルトイレを適切な位置におく
- ・トイレに行きたいという意思表示ができるかどうかを把握する
- ・ナースコールを手の届きやすいところにおく
- ・夜間の照明を確保する（うす暗く）
- ・ベッドのストッパーをかけておく
- ・低床ベッドを設置する
- ・ベッド周囲を整理整頓する
- ・離床センサーを設置し，トイレまでの付き添いを行う
- ・床がぬれていないか確認する
- ・頻回に訪室する

＜本人にしてもらうこと＞
- ・眼鏡を着用する
- ・滑りにくく，履き慣れた靴を使う
- ・歩行補助具（杖，歩行器など）を利用する
- ・手すりを設置・利用する

■ 文献

1) Warden V, et al：Development and psychometric evaluation of the Pain Assessment in Advanced Dementia（PAINAD）scale. J Am Med Dir Assoc, 4：9-15, 2003
2) 安藤千晶：コミュニケーション障害を持つ高齢者の痛み行動観察尺度：日本語版 DOLOPLUS-2 の紹介. Palliat Care Res, 11：910-915, 2016

専門看護師の経験とコツ

井上：筆者／馬場：大阪公立大学医学部附属病院，精神看護専門看護師／木野：筑波メディカルセンター病院，精神看護専門看護師／田中：筑波メディカルセンター病院，老人看護専門看護師　＊詳しいプロフィールは43ページ

井上 ここでは，「落ち着きがない／歩き回る」がテーマです．これまでよく使われてきた「徘徊」という言葉は，辞書によると「目的もなく，うろうろと歩き回ること」という意味です．ただし，BPSDの徘徊には必ず何らかの目的があるので，ここでは「歩き回る」という表現を使いたいと思います．

田中 賛成です．歩くのを止めようとするのではなく，その目的に注目することが大事ですよね！

井上 その言葉，心にとめておきたいと思います．ところで，歩き回る患者さんに対して，一般的な対応として「一緒に歩いてみる」というのが推奨されています．一方，やはり歩き回るのには何かしらの目的があるので，「一緒に歩くだけで落ち着くことはない」という逆の意見もあるようですね．

田中 体の苦痛が強い人で，すぐにそれがとれないので，苦しくてもずっと歩き回っていた，という患者さんがおられました．特に，呼吸器疾患で認知症のある人は，低酸素で苦しいのにもかかわらず歩いていたりします．

井上 苦しいのであれば，つい「じっとしているはず」と思ってしまいますね．

田中 これは想像になるんですけど，苦しくなると命を脅かされる感覚になって，強い不安におそわれると思うんですよね．だからこそ，不安から逃げて安心できるところに行きたいんだけど，動き回ることでますます苦しくなるという，悪循環があるのかなあと思ったりします．一緒に歩いて，ときどき酸素を投与したり，椅子に座ることをすすめてみたりして，長い時間のなかでも体が少し楽になる感覚をもっていただくのがよい気がします．

木野 私は，なぜ歩いているのか，その理由を探るために，一緒に歩いて会話することがありますね．

田中 トイレに行きたいのか．実は，飼っていたネコが心配だったのか，とか．

木野 あと，一緒に歩いてお部屋に行ったとき，ご本人のものがあったら「あなたのお部屋みたいですね．とりあえずお茶でも飲みますか？」と声をかけて，一度クールダウンするみたいなこともあります．

井上　いったん落ち着くと，ご本人も安心感を取り戻すことができるのかもしれませんね．一緒に歩いているうちに，疲れてまた部屋に戻る，というパターンもあるのでしょうか？

木野　それはありますね．準夜帯などは，歩き回るのに付き合って，消灯までにほどよい疲労感を感じてもらうこともあります．

田中　認知症の人は，誰かのお世話になって申し訳ないとか，逆に誰かの役に立ちたいと思っていることがあります．私の経験ですが，車椅子を押しながら歩き回っている人がいて，「疲れたでしょうから，車椅子に乗ってください．私が押しましょう」と言うと，「何言っているの．私が押してあげるから，あなたが乗りなさい！」と言われたんです．そこで，私が車椅子に乗って押してもらい，その人のお部屋に戻ってお礼を言うと，お世話ができたことと，ほどよい疲れもあったのか，その後はベッドに横になっていただくことができました．

井上　田中さんが車椅子に乗ったんですか？

田中　通りすがりの理学療法士さんもすぐに勘づいて，その患者さんに「お疲れ様です！」って声をかけてくれたりして．決して馬鹿にしているのではなく，みんなで応援している雰囲気が大切と思いました．

馬場　私は，「すぐにおさめようとしない」という心持ちがあるかどうかでずいぶん違うように思います．夜勤帯などで少ない人数で対応しなければならないと，どうしても「早く部屋に戻ってほしい」「じっとしておいてほしい」という考えが強くなって，看護師が誘導して結果的に追いかけっこになっていることもあります．

井上　たしかに，そのような場面はよく見る気がします．

馬場　「この人はどうしたいのかな？」「この人のペースで何かできることはないのかな？」など，横に並んで一緒にお話ができると，「この看護師さんに頼ればいいんだな」という安心感をもってもらえるように思います．

井上　患者さんに「安心」を届けることが大切なんですね．

心の中でいいので，患者さんの横に座ってみる．そして，「患者さんには，何がどのように見えているのだろう？」と考える．そんな想像力を持ちたいですね．

第3章 悩ましい言動の評価と対応

3 怒りっぽい／大声・暴力が出る

過活動の症状
低活動の症状
拒否的な症状

言動の理由 まとめシート

3. 怒りっぽい／大声・暴力が出る

Don't 言葉で叱責・制止する／身体拘束をする／過剰に薬剤を投与する／強制的に退院させる　など

評価（背景要因）

＊以下、せん妄を除外した上で・・・

1	身体的な苦痛がある	58p
2	生理的な欲求がある	61p
3	医療者の接し方に問題がある	48p
4	心理的な苦痛がある	67p
5	もともと精神疾患（統合失調症など）がある	78p
6	入院の必要性が理解できていない	73p

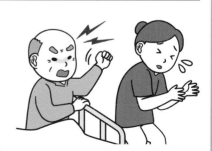

※医療者の接し方が原因で怒りっぽくなっている患者は多いので，「3番目」と上位にしました

5 もともと精神疾患（統合失調症など）がある

◆ 気づきのポイント

- 「精神疾患の既往歴がある」「精神科の病院に通院中である」「精神科の薬を内服している」などの情報があれば，もともとの精神疾患が再燃・増悪している可能性も考える必要がある．

◆ 対応のポイント

- もともと統合失調症や躁うつ病などの精神疾患があれば，統合失調症の再燃・増悪や躁うつ病による躁状態による怒りっぽさ／大声・暴力の可能性がある．
- また，てんかんによって怒りっぽくなる場合もある〔てんかんの既往はなくても高齢者に初発することもあるため注意（第3章10 Advice！⑫参照）〕．
- ただし，筆者の経験上，認知症の患者においてこれらの可能性は決して高くない．実際，もともと精神疾患の既往があると，それに引きずられてその再燃・悪化と考えてしまい，十分なアセスメントが疎かになるため，逆に注意が必要である．
- この可能性が高い場合は，専門的な対応が必要となる．ただし，院内にもし精神科医がいたとしても，これまでその患者の精神症状に対応し，薬物療法などを主体的に行ってきた「精神科主治医」と連絡をとるべきである．そして，今回の入院に至る経緯やその後の経過，今後の治療方針に加えて，現場で対応に困っている精神症状などを伝えたうえで，具体的なアドバイスを求めるのがよい．

精神科の主治医がいる場合，対応はその先生に聞く方が確実です．

○ **①～⑥について評価・対応をしたうえで，必要に応じて最小限の薬物療法を行う**

- 易怒性や攻撃性をみとめた場合でも，決して薬物療法が第一選択ではないことを肝に銘じておく．
- ①～⑥について評価や対応を行ったうえで，必要に応じて抗精神病薬，気分安定薬などによる薬物療法を検討する．
- 抗精神病薬では，リスペリドン，アリピプラゾール，クエチアピン，ブレクスピプラゾールなどを用いる．

＜処方例1＞
［不穏時］
リスペリドン（リスパダール®）内用液 0.5mL　1回1包　頓用
30分以上あけて計3回／日までOK

処方上の留意点

- リスペリドンは，抗幻覚・妄想作用の強い抗精神病薬であり，易怒性や攻撃性をみとめるケースに対して用いることがある．
- 内用液は効果発現が速いため，頓服として有用である．
- 毎日のように易怒性や攻撃性が強い場合，その時間帯の前に定期内服とするのがよい．
- 鎮静作用はそこまで強くないため，日中に使用しても過鎮静となることは少ない（昼夜逆転を避けることが可能）．
- 腎機能障害がある場合は，用量を少なめに設定するのがよい．
- 錐体外路症状（パーキンソン症状含む）に注意が必要なほか，抗精神病薬の中では比較的アカシジア（第3章2参照）が起こりやすい．

<処方例2>

[不穏時]

アリピプラゾール（エビリファイ®）錠3mg　1回1錠　頓用

30分以上あけて計3回／日までOK

処方上の留意点

- アリピプラゾールは，抗幻覚・妄想作用の強い抗精神病薬であり，易怒性や攻撃性をみとめるケースに対して用いることがある．
- 毎日のように易怒性や攻撃性が強い場合，その時間帯の前に定期内服とするのがよい．
- 鎮静作用はそこまで強くないため，日中に使用しても過鎮静となることは少ない（昼夜逆転を避けることが可能）．
- 易怒性や攻撃性が比較的顕著でない場合は，1～2mgを開始用量とするのがよい．
- BPSDのネットワークアナリシスでは，リスペリドンよりも有効性が高いと報告されている．
- 錐体外路症状（パーキンソン症状含む）に注意が必要なほか，抗精神病薬の中では比較的アカシジアが起こりやすい．

<処方例3>

[不穏時]

クエチアピン（セロクエル®）錠25mg　1回0.5錠　頓用

30分以上あけて計3回／日までOK

処方上の留意点

- クエチアピンは，鎮静作用の強い抗精神病薬であるため，特に顕著な易怒性や攻撃性をみとめるケースに対して用いることがある（リスペリドンやアリピプラゾールより鎮静作用が強い）．
- 錐体外路症状（パーキンソン症状含む）などの副作用がきわめて少ないため，高齢者でも投与しやすい．

- 毎日のように易怒性や攻撃性が強い場合，その時間帯の前に定期内服とするのがよい．
- 鎮静作用が強いことを考慮し，用量を少なめに設定することに加えて，投与後の眠気に注意する必要がある．
- 糖尿病患者への投与が禁忌のため，あらかじめ確認が必要である．

<処方例4＞
［定時薬］
ブレクスピプラゾール（レキサルティ®）OD錠0.5mg　1回1錠　夕食後（または朝食後 など）

処方上の留意点

- ブレクスピプラゾールは，抗幻覚・妄想作用の強い抗精神病薬である．
- 2024年9月，国内初となる「アルツハイマー型認知症に伴う焦燥感，易刺激性，興奮に起因する，過活動又は攻撃的言動」に対する効能効果の承認を取得した．
- 鎮静作用は弱いため，0.5mgから投与を開始して無効の場合，最大2mgまで増量を検討する．

<処方例5＞
［定時薬］
バルプロ酸（デパケン®）錠200mg　1回1錠　夕食後（または朝食後 など）

処方上の留意点

- バルプロ酸は，抗てんかん薬だけでなく気分安定薬でもあり，鎮静作用や情動安定作用を有することから，特に顕著な易怒性や攻撃性をみとめるケースに対して用いることがある．
- 200～400mgといった低用量で効果を発揮することがあり，てんかん

第3章

3 怒りっぽい／大声・暴力が出る

に対する用量設定とは大きく異なる.

- 徐放剤は内服回数が少なくて済み，消化器系の副作用も少ないが，錠剤の方が効果発現が速く最高血中濃度も高いため，早急な鎮静作用が求められるケースでは錠剤が有用である.
- 過鎮静のほか，薬剤性の肝障害に注意が必要である.
- カルバペネム系抗菌薬投与中の患者への投与が禁忌のため，あらかじめ確認が必要である.

- なお，同じ気分安定薬であるカルバマゼピン（テグレトール®）も候補にはなるが，短期間の使用であっても重篤な皮膚症状をきたしうるため，本書ではおすすめしない.

専門看護師の経験とコツ

井上：筆者／馬場：大阪公立大学医学部附属病院，精神看護専門看護師／木野：筑波メディカルセンター病院，精神看護専門看護師／田中：筑波メディカルセンター病院，老人看護専門看護師　＊詳しいプロフィールは43ページ

井上　今回のテーマは，病棟でよく問題となる「怒りっぽい／大声・暴力が出る」です．

馬場　医療者は，その人のことを十分知らないのにもかかわらず，「もともとそういう人」と決めつけてしまうことがありますよね．

井上　いわゆる，「元キャラ」ですね….

木野　私はご家族に，入院前はどのようなお人柄だったのかを聞いたりします．急にこんな感じになったということであれば何か原因があるんだろうし，もともとそういうキレやすい性格ということだと，接するときの工夫を教えていただいたりしています．

馬場　コロナ禍以降，ご家族が病院に来れないことも多く，「元キャラ」と決めつけてしまうことが増えてしまったかもしれません．最近は面会にも制限がなくなりつつあるので，もう少し「普段の様子を家族に聞く」という視点を取り戻す必要があるように思います．

井上　たしかにそうですね．ただ，怒っている人への対応は，本当に難しいですよね．

馬場　怒っている人も，基本的には，了解可能な言い分があります．私はリエゾンチームとして第三者的に介入すると，「ご本人が言われることは，至極当然だなあ」と感じることがあります．「自分勝手に怒っている」のではなく，ずっと待たされたとか，痛いのに何もしてくれないとか．実際，何も対応されておらず，「様子をみましょう」としか言われていないケースもよく目にします．

田中　このテーマは，医療者の接し方が原因となることも多いですよね．ただ，あれこれ工夫をして頑張っている医療者も多いので，決して「医療者の対応がまずい」と一概に言い切れないとも思うんです．

木野　見当識を何度も確認することで怒り出す人もいますが，それは決して悪い対応というわけでもないですよね．

井上　たしかにプライドが高い人は怒るかもしれませんが，たとえばせん妄を疑った場合などでは，見当識の確認も必要だと思います．

田中　「普段の様子を聞く」の続きとして，ご家族に「家でのご様子はどうでしたか？」と尋ねたとき，「家では特に困ることはなかった」と言われると，つい「その人は自立していたのかな」と思ってしまいます．ただ，困っていなかったのは，実は面倒見のよいご家族が身の回りのことをすべてやっていたからだった，という経験があります．よくよく聞かないと，どこにサポートが必要なのかがわからず，何もできない本人を前に医療者の方がイライラしてしまうのかもしれません．

木野　「困っていない」と言われたとしても，「では，おうちの人は，どんなお手伝いをしていましたか？」まで聞けるかどうかが大切ですね．

井上　あと，ご家族といっても，どこまでご本人に関心をもっているかでその評価の正確さが変わってくることも念頭におく必要がありますよね．いろいろと奥が深いです．

Advice!

⑧「ディエスカレーション」を臨床現場に活かす

　ディエスカレーションとは，言語的または非言語的なアプローチによって，患者の怒りや攻撃性などを和らげる技法のことです．医療者が患者さんの怒りを落ち着かせたいとき，相手が「患者」であることを意識しすぎると，つい医学的な処置（身体拘束や鎮静薬の投与など）を優先しがちになります．そこで，「患者」ではなく「人」を助ける・支えるという，基本的な考え方に立ち戻ることが重要といえるでしょう．

　医療者は，普段何気なく使っている言葉にも十分注意を払う必要があります．例えば，「薬は飲みましたか？」という声かけ1つにしても，その言い方だけでなくトーンやテンポ，声量，そして表情や態度などによっては，「薬は飲んで当たり前」「医療者の言うことを聞くのは当然」というメッセージに受けとられる可能性があるのです．

　ディエスカレーションには，①協働する（一方的に従わせるのではなく，一緒に話し合う），②交渉する（落としどころを見つける），③落ち着いてかかわる，④ノンバーバルメッセージを意識する，⑤攻撃行動因子を除外する（深呼吸をすすめて怒りの程度を下げるなど），⑥治療プランを利用する，といった6つのポイントがあり，その技法を身につけることで身体拘束や鎮静薬の投与を避けることが可能となります．詳しくは成書[1]の精読をオススメしますが，ここでは特に重要となる「ノンバーバルメッセージ」について解説したいと思います．

1. 空間的な距離

　患者が興奮しているときには，腕2本分程度（お互いに腕を伸ばしても当たらないくらい）のやや広いパーソナルスペースを一定に保つことが重要です．それよりも距離が近くなると，相手に緊張感を与えてしまい，怒りが強くなる可能性があります．また，自分の立ち位置を患者とドアの間に置くなど，退路を確保するのがよいでしょう．

2. 姿勢

　認知症では注意障害をみとめることから，一般的には正面に入って「視

線をキャッチする」のがよいとされています．ただし，怒りが強いときに正対すると，立ちはだかるイメージとなって圧迫感を与えてしまうことから，なるべく患者さんの斜め前45°の場所に立って接するのがよいでしょう（サイドウェイスタンス）．また，背後から近づかないように注意し，急な動きを避けるとともに，手を下腹部の前で軽く組むなど，相手に対して攻撃の意思がないことを示すようにしましょう．無意識に腰へ手をあてていたり，腕を組んだりしていることで相手に不快感を与えている可能性があるため，自分のクセに気づくことも大切といえます．

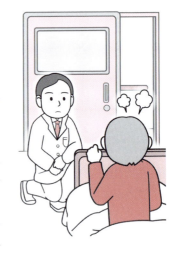

3. 視線

興奮している患者に対して凝視をすると，「睨まれている」などと受けとられる可能性があります．とはいえ，逆に目線を合わせないのも，かえって怒りを助長しかねません．また，伏し目がちになるとおどおどして見えるため，視線をはずしたいときには顎などを見るのも1つの方法です．

4. タッチング

急に身体に触れられると，患者さんは「攻撃される！」などと感じ，防衛反応として手が出てしまうことがあります．したがって，タッチングは極力避けるか，あらかじめ声をかけて同意を得る必要があります．なお，触れるときには不快な刺激とならないよう一定の重みを心がけ，手は少し広げるのがよいでしょう．

■ 文献
1）「最新CVPPPトレーニングマニュアル」（日本こころの安全とケア学会／監，下里誠二／編著），中央法規出版，2019

第3章 悩ましい言動の評価と対応

4 管を抜いてしまう

言動の理由 まとめシート

4. 管を抜いてしまう

Don't 言葉で叱責・制止する／身体拘束をする（ミトンなど）／過剰に薬剤を投与する　など

評価（背景要因）

＊以下、せん妄を除外した上で・・・

1 管の必要性が理解できていない 　　　　　　　　　　　88p

2 管が入っていることを忘れてしまう 　　　　　　　　　88p

3 管による身体的な不快感がある 　　　　　　　　　　　89p
　　Ⓐ刺入部などの不快感や痛み
　　Ⓑ刺入部以外の不快感

4 生理的な欲求がある 　　　　　　　　　　　　　　　　61p

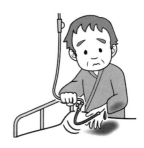

※ただし，抜去すると生命にかかわるような場合は，身体拘束などを検討する必要がある．

1 管の必要性が理解できていない

▶ 記憶障害（認知機能障害）

◆ 気づきのポイント

- 「チューブやカテーテルをハサミで切る」や「抜去した管をゴミ箱に捨てている」などの様子があれば，管の必要性を理解できていない可能性がある．

◆ 対応のポイント

- 管の必要性について，その都度，くり返し説明する．
- 「これは大切な管です．つけたままにしてください」などと書いた紙を，見やすいところに置いておく（貼る）．または，包帯を保護したテープに直接書く．
- 管を袖の中に通したり，穿刺部を包帯で保護したりするなど，目に入らないように工夫する．
- 点滴棒などを，視野の届かないところに配置する．
- ロックするなどして，点滴をしない時間をつくる．
- テレビやラジオなどで，管のこと以外に気をそらせてみる．
- 手ざわりの良いものを手元に置き，それを触っていてもらう．

2 管が入っていることを忘れてしまう

▶ 記憶障害＋注意障害（認知機能障害）

◆ 気づきのポイント

- 「トイレに行こうと立ち上がったときや自分で服を脱いだとき，食事のときなどに抜けてしまう」などの様子があれば，入っていることを忘れている可能性が高い．

◆ 対応のポイント

- ケアや介助を行う際や，何か行動をするときには，管が入っていることについて，その都度，くり返し説明する．
- 鏡などを用いて管の位置を一緒に確認し，認識してもらう．
- 「今，元気になるためのお薬を点滴しています」など，点滴をしていることやその理由についてわかりやすく書いた紙を，見やすいところに置いておく．
- 動ける範囲を確保するため，ラインの長さを調整する．
- 食事やトイレの際は，可能な限り見守りを行う．
- 点滴や経管栄養などは，医療者の目が多い日中に実施する．
- 点滴から経口摂取に切り替えることが可能かどうかについて検討する．

3 管による身体的な不快感がある

◆ 気づきのポイント

- 「常にチューブやカテーテルを気にしている」や「何度も触っている」などの様子があれば，身体的な不快感が原因である可能性が高い．

◆ 対応のポイント

Ⓐ 刺入部などの不快感や痛みがある場合

- 持続点滴のしやすい部位に刺し替える．
- 経鼻チューブはできるだけ細いものにする．
- 皮膚の状態を観察し，清潔に保つ．
- テープ固定が過剰となり，圧迫感につながっていないか確認する．
- テープによる痒みがないか注意し，保湿を心がける．
- テープによる皮膚の引きつれがないか確認する．
- テープをこまめに貼り替える．
- 管が視野に入るとそこに意識が向いてしまうため，刺入部をタオルで

覆ったり，袖から管を通したりする.

注伸縮性のある柔らかめのもの（弾性包帯など）で覆うのがよい.

- 発赤や腫脹などがないか，定期的に注意深く観察する.
- 痛みがあればすぐに交換する.
- 腹部のドレーン挿入中の患者では，腹巻きが効果的なこともある.

Ⓑ 刺入部以外の不快感がある場合

- 穿刺部以外で，本人が不快に感じる部位はないかを検討する.

例右足が痒い→手を伸ばして掻く→点滴ルート抜去

例点滴が漏れて右腕が冷たい→点滴ルート抜去

専門看護師の経験とコツ

井上：筆者／馬場：大阪公立大学医学部附属病院，精神看護専門看護師／木野：筑波メディカルセンター病院，精神看護専門看護師／田中：筑波メディカルセンター病院，老人看護専門看護師　＊詳しいプロフィールは43ページ

井上 今回は「管を抜いてしまう」がテーマです．皆さん，いかがでしょうか？

馬場 これは病棟での経験なのですが，胃管も点滴ラインも入っていた方で，どうしてもそこに手がいってしまうから，できるだけ見えないように，目につかないようにっていう対応をされていたんです．その患者さん，顔を洗うこともできないので，いつもおしぼりで看護師が顔を拭いてたんですけど，そんなこんなで鏡を全然見ていなかったんですね．

井上 たしかに，ケアのときに手鏡を使うとか，あまり聞いたことないですよね．

馬場 たまたま私がトイレ介助で洗面所にお連れしたとき，鏡を見せながら「ここに管が入っていますよ」と教えるとびっくりされて，「だから顔を触ったらダメだったのね」と言われたことがあります．医療者は，「隠すワザ」はたくさん持っていて，そればかり意識してしまいますが，「ここに管がありますよ」とお伝えしないのは，逆に問題なのかもしれません．

木野 私にも同じような経験があります．検査室にお連れしたとき，エレベーターの中にあった鏡を見て，「えっ」と軽く声をあげて髪の乱れに気がつき，慌てて直した人がいました．

田中 私も同じで，鏡を見て自分の髪がボサボサだったことにすごくショックを受けた人がいました．そして，自分で一生懸命髪を整えている姿をみて，医療者みんなで「本当に申し訳なかったね…」とすごく反省しました．それまでは，「何も気にしない人」と思われていたのですが，毎日鏡を見るようになったら，自分で髪を整えるようになったんですよね．

木野 やっぱり，管を「見てもらう」ことも大事ですよね．

田中 隠してしまうことに労力を注ぐのではなく，忘れてしまうにしても，何回かくり返し説明することも大事ですよね．その説明が理解できる人もいると思いますし．

馬場 あとは，逆の発想ですけど，「管を抜いてしまう」ときは，管の必要性を再評価することが大切だと思います．そして，主治医の先生には，「なるべく

早く」抜くという判断をしてほしいです．もちろん病態にもよると思いますが，先生によってかなり判断が違うこともあるので….

井上 医師の方にも，意識改革が重要ということでしょうか．あと，多職種でカンファレンスを行うのも有効かもしれませんね．

第3章 悩ましい言動の評価と対応

5 夜眠れていない

言動の理由 まとめシート

5. 夜眠れていない

Don't 放置する／過剰に薬剤を投与する　など

評価（背景要因）

＊以下、せん妄を除外した上で・・・

1 生理的な要因がある　　　　　　　　　　　　　94p

2 身体的な要因がある　　　　　　　　　　　　　94p

3 薬剤的な要因がある　　　　　　　　　　　　　94p

4 精神疾患がある　　　　　　　　　　　　　　　94p

5 心理的な要因がある　　　　　　　　　　　　　94p

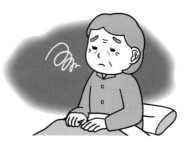

※不眠を放置することで，夜中にせん妄を発症してしまうこともある．

■ 生理的な要因／身体的な要因／薬剤的な要因／精神疾患／心理的な要因

◆ 気づきのポイント

- 患者さんから「眠れなくて困っています」「なんとかなりませんか？」との訴えがなくても，「夜間の見回りの際にゴソゴソしている」や「昼間眠っている」などの様子があれば，夜眠れていない可能性が高い．

◆ 対応のポイント

不眠への対応は，①原因の除去，②睡眠衛生指導（非薬物療法），③薬物療法の3本柱である．

① 原因の除去

- 不眠をみとめる場合，必ず何らかの原因がある．
- そこで，不眠を治すには，不眠の原因を明らかにしたうえで，それを取り除くことが重要である．
- 不眠の原因を確実に把握するためには，5つの要因（生理，身体，薬剤，精神疾患，心理）で整理することが有用である（表1）.
- なかでも，環境調整や身体症状の緩和，薬剤の減量・中止などは比較的介入しやすいため，確実にアプローチを行う必要がある．
- ただし，入院中は多数の原因が重なるだけでなく（図1），すべて取り除くことは困難であるため，必ずしも原因の除去だけで眠れるように

表1 ● 不眠の原因～5つのP

生理（Physiological）	入院，生活習慣，明るさ，騒音，温度　など
身体（Physical）	痛み，嘔気・嘔吐，呼吸困難，掻痒感 倦怠感，腹部膨満感，発熱，頻尿 睡眠時無呼吸症候群，レストレスレッグス症候群　など
薬剤（Pharmacological）	ステロイド，オピオイド，利尿薬，向精神薬，カフェイン　など
精神疾患（Psychiatric）	うつ病，不安障害，せん妄　など
心理（Psycological）	ストレスや不安（病気，治療，検査結果，将来），孤独感　など

なるとは言えない．

②睡眠衛生指導（非薬物療法）

- 不眠をみとめる場合，本人は偏った考え方をしていたり，誤った生活習慣を送っていることが多い．
- そこで，本人の誤解を解き，生活習慣を見直すことで不眠が治る可能性がある．
- 入院中は1日の大半をベッド上で過ごすため，日中にウトウトすることが昼夜逆転を招く．したがって，日中の覚醒度を上げることが重要であり，以下のようなアプローチが有効である（睡眠衛生指導）．
  - ・適度に声かけを行う
  - ・興味のあることをして過ごしてもらう
  - ・家族の面会などよい刺激を入れる
  - ・早期から積極的にリハビリテーションを導入する
  - ・日中，光を採り入れる
  - ・ベッドを窓際にする

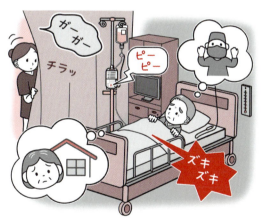

図1● 眠れない患者さん
入院中は不眠の原因となるものが多く，この患者では少なくとも次の10個が重なっている．
①入院という環境変化，②普段と違う寝具，③点滴のライン，④痛み，⑤看護師の見回り，⑥同室者のいびき，⑦部屋の温度，⑧輸液のポンプ音，⑨手術への不安，⑩家族への心配

- ただし，この睡眠衛生指導には「眠たくなってから布団に入る」「日中に適度な運動をする」など，入院患者にとって実行が難しい項目も多いため，**必ずしもこれだけで眠れるようになるとは言えない．**

③ 薬物療法

- 以上のように，入院患者では不眠の原因が多数重なり，また睡眠衛生指導の実行が難しいことも多いため，薬物療法が最も現実的な選択肢となる．
- 認知症の患者はせん妄のリスクが高く，不眠はせん妄の促進因子であることから，積極的な睡眠マネジメントがせん妄の予防につながる．
- ただし，ベンゾジアゼピン受容体作動薬など，せん妄を惹起するリスクが高い薬剤の投与は避けるべきである．
- なお，入院中に開始した睡眠薬は，退院後も漫然と処方し続けないように十分注意する必要がある（図2）．

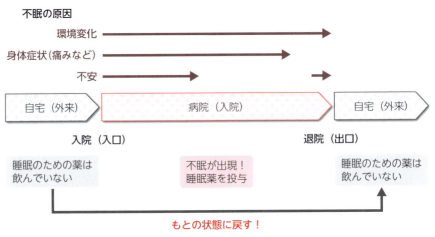

図2 ● 睡眠薬の出口戦略：漫然と投与し続けない！
文献1を参考に作成

○入院時全般における処方 (表2)

<処方例1>
［不眠時］
① レンボレキサント（デエビゴ®）錠5 mg　1回1錠
② レンボレキサント錠2.5 mg　1回1錠
③ レンボレキサント錠2.5 mg　1回1錠
※①〜③は，それぞれ30分以上間隔をあけること

処方上の留意点

- レンボレキサントは，ベンゾジアゼピン受容体作動薬とは全く作用機序の異なるオレキシン受容体拮抗薬であり，認知症などせん妄ハイリスク患者の不眠をはじめとして，現在広く用いられている（「不眠症」に保険適用あり）.
- 効果発現が速いため，頓服として有用である.
- 初期用量は5 mgであるが，2.5 mgで有効なケースもある. また，高齢者の上限設定がなく，年齢にかかわらず10 mgまで増量できるなど用量幅が広いため，単剤で調整しやすい.
- 簡易懸濁や粉末化，一包化が可能である.

<処方例2>
［不眠時］
トラゾドン（レスリン®またはデジレル®）錠25 mg　1回1錠
30分以上あけて計3回／日までOK

処方上の留意点

- トラゾドンは，抗うつ薬ではあるものの抗うつ作用はほとんどなく，適度な鎮静作用を有するため，認知症などせん妄ハイリスク患者の不眠に対してよく用いられる（ただし，「不眠症」に保険適用はない）.
- 初期用量を25 mgとし，150 mgまで増量できるなど用量幅が広く，単剤で調整しやすい.

- 鎮静作用はそこまで強くないため，効果が乏しい場合はすみやかな増量が必要である．
- 半減期が短いため，翌日への持ち越しは少ない．
- 筋弛緩作用が弱いため，転倒のリスクも少ない．

○昼夜逆転がみられる場合の処方

<処方例3>
［定時薬］
ラメルテオン（ロゼレム®）錠8 mg　1回1錠　1日1錠　就寝前（もしくは少し早め）

処方上の留意点

- ラメルテオンは，体内時計を調整する「メラトニン」と類似の働きをする睡眠薬（メラトニン受容体作動薬）であり，昼夜逆転がみられる場合などでは有効な可能性がある．
- 依存性，認知機能低下，筋弛緩作用，せん妄などの副作用がないため，認知症の患者にも有用である．
- ただし，鎮静作用はきわめて弱く，効果発現に1週間程度かかることも多いため，頓服薬としては不向きである．
- 重度肝機能障害患者への使用やフルボキサミン（ルボックス®／デプロメール®）との併用は禁忌であるため，十分注意が必要である．

表2● 高齢者や認知症の患者（せん妄ハイリスク患者）の不眠に用いる薬剤

※高齢者では少量から開始する（一般成人量の1/3〜1/2程度）

分類		一般名 （商品名）	不眠症 への 保険適用	開始用量	最大用量	特徴
鎮静系抗うつ薬		トラゾドン （レスリン®，デ ジレル®）	なし	25〜50 mg	150 mg	・抗うつ作用は弱く，適度な鎮静作用 ・睡眠の深度を増強する ・用量幅が広く，単剤で調整しやすい ・半減期が短く，翌日への持ち越しが少ない ・筋弛緩作用が弱く，転倒が少ない
		ミアンセリン （テトラミド®）	なし	10〜20 mg	60 mg	・抗うつ効果は弱く，適度な鎮静作用 ・用量幅が広く，単剤で調整しやすい ・トラゾドンより半減期が長い
睡眠薬	ベンゾジアゼピン受容体作動薬	エスゾピクロン （ルネスタ®）	あり	1〜2 mg	3 mg （高齢者，高度肝機能/腎機能障害の患者は2 mg）	・ベンゾジアゼピン受容体作動薬だが，せん妄を惹起するリスクは比較的少ない可能性 ・用量幅が狭い ・抗不安作用を有する ・起床時に苦みが出ることがある

（次ページに続く）

分類		一般名 (商品名)	不眠症 への 保険適用	開始用量	最大用量	特徴
睡眠薬	オレキシン受容体拮抗薬	レンボレキサント (デエビゴ®)	あり	2.5〜5 mg (原則5 mg)	10 mg	・効果発現が速く，頓服で有用 ・用量幅は広い ・一部の薬[*1]との併用時は2.5 mgにする (CYP3A) ・簡易懸濁や粉末化が可能 ・一包化が可能 ・重度肝障害に禁忌
		スボレキサント (ベルソムラ®)	あり	10〜20 mg (原則15 mg)	20 mg (高齢者 は15 mg)	・RCTでせん妄予防効果を認める ・用量幅は狭い ・併用禁忌薬[*2]に注意 (CYP3A) ・一部の薬[*3]との併用時は10 mgにする (CYP3A) ・簡易懸濁や粉末化は不可 ・一包化は不可

＊1：フルコナゾール，エリスロマイシン，ベラパミル，イトラコナゾール，クラリスロマイシンなど
＊2：クラリスロマイシン，イトラコナゾール，ボリコナゾール，ポサコナゾールなど
＊3：ジルチアゼム，ベラパミル，フルコナゾールなど
文献2を参考に作成

⑨不眠時指示の使い方のコツ

次のような薬剤指示が出た際，実際にはどのように使うのが効果的でしょうか？ 4 つのパターンごとに見ていきましょう！

◆例：認知症患者（せん妄ハイリスク）に対する薬剤指示

【定時薬】トラゾドン 25 mg　夕食後
【不眠時】トラゾドン 25 mg　30 分あけて計 3 回までOK
【不穏時】クエチアピン 25 mg　30 分あけて計 3 回までOK

パターン 1
不眠時指示を 2 回使用してようやく眠れた

▶昨晩は定時薬に加えて，不眠時のトラゾドン 25 mg を 2 回使って眠れたことが確認できている．したがって，今晩も同じ量が必要と考え，定時薬のトラゾドンを 75 mg に増量するのがよい．なお，不眠時・不穏時指示はそのままで OK である．
看護師と医師の連携がよくとれているパターンと考えられる．

パターン 2
不眠時指示を 3 回使用したが全然眠れていなかった

▶昨晩は定時薬と不眠時の頓服を合わせて，トラゾドン計 100 mg 使っても全く効果がなかったため，定時薬と頓服のいずれも，他の薬剤へ変更するのがよい（鎮静作用の強いクエチアピンなど）．
なお，不眠ではなくせん妄の可能性があることも忘れてはならない．

パターン 3
定時薬で眠れていなかったが，不眠時指示は使わずに様子をみた

▶指示を出した医師にとって，最も困るパターンである．不眠時の頓服が使われていないため，トラゾドンの至適用量がわからない．また，そ

そもそもトラゾドンが効くのかどうかもわからない.

せん妄ハイリスクの場合には,患者さんから不眠の訴えがなくても,看護師が見て眠れていなかったら積極的に不眠時指示を使うのがよい.不眠への適切な対処は,せん妄を予防するうえできわめて重要である.

パターン4

定時薬で眠れていなかったが,1時になったので頓服は使わずに様子をみたら,その後不穏になって困った

▶眠れない状態を放置すると,やがてせん妄をきたす可能性があるため,0時を過ぎても積極的に頓服を使うのがよい.翌日に薬の効果が残った場合,主治医は必ず指示を見直す必要がある.

もし翌日に眠気が強く残っているようであれば,その日の定時薬はスキップし,頓服指示からスタートするのがよい.

なお,「0時までは不眠時トラゾドン25 mg」「0時以降は不眠時トラゾドン12.5 mg」などと,時間で区切って指示を出すのもよいだろう.

■ 文献

1)「外来・病棟で役立つ!不眠診療ミニマムエッセンス」(井上真一郎/著),中外医学社,2021
2)「せん妄診療実践マニュアル 改訂新版」(井上真一郎/著),羊土社,2022

専門看護師の経験とコツ

> 井上：筆者／馬場：大阪公立大学医学部附属病院，精神看護専門看護師／木野：筑波メディカルセンター病院，精神看護専門看護師／田中：筑波メディカルセンター病院，老人看護専門看護師　＊詳しいプロフィールは43ページ

井上　今回は，「夜眠れていない」がテーマです.

木野　まずご本人の生活習慣を確認することが，とても大切だと感じています.私の経験で，「夜，寝てくれない」「昼夜逆転なんです」って病棟のスタッフは困っていたんですけど，その人は実は昔，市場に勤めていて….

一同　あぁ～（同感）

木野　退職された今でも，家では午後3時に寝て夜中に起きる生活のようでした.そう考えると，ご本人の生活習慣を確認しながら，その人の普段のペースをどう入院生活とすり合わせていくかが重要なのだと思います.そして，そのような習慣であることがわかると，みんな腑に落ちますよね.睡眠衛生指導の前に，その人の生活習慣を知る，みたいなことは優先順位が高いように思います.

井上　なるほど.

木野　医療者は，「消灯から朝の6時くらいまで，ずっと寝てもらわないと困る」と考えがちですよね.高齢になると，必要な睡眠時間は短くなるはずで，医療者にも睡眠衛生指導に関する知識が必要と思います.

馬場　それって，本当によくありますよね.すぐに薬って言われがちです.

木野　もともと3時間睡眠の人もいますし，明け方のラジオを楽しみにしている人もいます.

井上　睡眠時間や睡眠をとる時間帯などは，本来個別性を考えるべき，ということですね.睡眠衛生指導では，本人の誤解を解くということになっていますが，われわれ医療者自体も誤った認識を持っているかもしれません.

馬場　不眠については，もしあまり眠れていなくても，日中の活動に支障がなければ，基本的には薬を使わないんですよね？

井上　そうですね.日中に影響がなければ，不眠症という診断にはなりません.

馬場　精神科リエゾンチームで受ける相談では，「患者さんが寝れないって言うので，薬を出してください」というものも多いですね.でも，よくよく聞く

と「リハビリテーションはできていますか？」「できています」「眠くてご飯が食べられなかったことってありますか？」「ないです．起きてちゃんと食べています」みたいに，入院生活には問題ない方も少なくないんです．生活の支障の程度をきちんと評価しないといけないなっていつも思うんですけど，疎かになりがちだと思います．

井上　そうですね．不要な睡眠薬を避けるためにも，大切な視点だと思います．

第3章 悩ましい言動の評価と対応

6 訴えが多い／ナースコールが頻回

過活動の症状

低活動の症状
拒否的な症状

言動の理由 まとめシート

6. 訴えが多い／ナースコールが頻回

Don't 言葉で叱責・制止する／訴えを無視する／ナースコールをとらない／安易に向精神薬を投与する　など

評価（背景要因）

＊以下、せん妄を除外した上で・・・

1 身体的な苦痛がある	58p
2 生理的な欲求がある	61p
3 薬の影響がある	62p
4 心理的な苦痛がある	67p
5 帰宅願望がある	70p
6 入院の必要性が理解できていない	73p
7 医療者の接し方に問題がある	48p

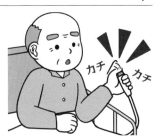

※必ず，患者が何を訴えているのかを確認・把握することから始める

→それぞれの気づきや対応のポイントはリンク先のページ，「専門看護師の経験とコツ」は第3章7をご参照ください。

Advice!

⑩認知機能障害に配慮した意思決定支援

認知症の人に対して，医療者は「説明をしてもわからないだろうから，こちらで判断するか，家族と相談して決めよう」などと考えてしまいがちです．認知症の人であっても，当然ながら自分の意思を持っていますが，認知機能障害によって自身がおかれた状況や説明された内容などを十分理解することができず，また自分の意思を他者へ伝えるのが難しくなっているだけなのです．

ここでは，認知症の人が入院した際の意思決定支援を想定し，厚生労働省による「認知症の人の日常生活・社会生活における意思決定支援ガイドライン（2018年）」のエッセンスについて，端的に解説したいと思います．

このガイドラインでは，認知症の人の意思決定能力への配慮として，次のことを強調しています．

> 認知症の症状にかかわらず，本人には意思があり，意思決定能力を有するということを前提にして，意思決定支援を行う必要がある．

医療者は，本人の意思決定能力を「あるか／ないか」という二択で考えがちですが，個別性を重視し，認知機能障害に配慮した働きかけをすることが大切です．つまり，本人の意思決定能力は，医療者の支援力に大きく左右されることを，十分肝に銘じておく必要があります．

医療行為に対する意思決定能力は，表1の4つの要素で構成されます．

医療者が患者さんに質問をして，躊躇うことなく「はい」と答えた場合，一見すると質問の内容を十分理解しているように見えます．ただし，例えばアルツハイマー型認知症の人では，場合わせ応答や取り繕いの一環として，愛想よく「はい」「はい」と答える傾向にあります（第1章Advise！①参照）．したがって，本人の理解度を確認するため，説明された内容を自分の言葉で説明してもらうのがよいでしょう（例「先ほどお伝えしましたが，治療の内容や起こるかもしれない合併症について，もう一度ご自身の言葉で説明してもらえますか？」）．また，理解が不十分と考えられる場合では，

106　　一般病棟でよくある認知症患者さんの悩ましい言動の評価と対応をリエゾン精神科医がもれなく教えます

表1 ● 意思決定能力の要素と評価方法

要素	特徴	確認方法
理解	説明された内容を理解することができる	説明された内容について，自分の言葉で説明してもらう
認識	説明された内容を自分のこととして捉えることができる	説明された内容が自分のためになるかについて，意見を述べてもらう
論理的思考	それぞれの選択肢がもたらす影響を比較し判断することができる	予想される結果を踏まえて，自分の選択理由を述べてもらう
選択の表明	自分の意向を伝えることができる	自分がどうしたいか，どの選択肢が適切と思うかを述べてもらう

文献1を参考に作成

「平易な言葉や馴染みのある表現を用いて，くり返し丁寧に伝える」「口頭での説明だけでなく，イラストや図表などを活用する」のように，認知機能障害に配慮した支援を行うのがよいでしょう．

　くり返しになりますが，意思決定支援では，医療者の接し方が大きな鍵を握っています．医療者は，本人の意思を尊重する態度でかかわることはもちろん，本人が自らの意思を表明しやすいよう，安心できる雰囲気をつくることも重要です．また，本人の生活史をあらかじめ把握しておくことも，適切な支援につながります．そう考えると，意思決定支援というのは決して特別なことではなく，本書でこれまで強調してきた「当たり前」のことを，いかに当たり前に行うことができるか否かがポイントといえるでしょう．また，可能であれば多職種でかかわり，それぞれの専門性を活かしながら，職種間で連携していくことも重要です．

■ 文献

1）樋山雅美, 成本迅：意思決定支援. 精神科 Resident, 3：279-281, 2022

第3章 悩ましい言動の評価と対応

7 便や尿にこだわる

過活動の症状
低活動の症状
拒否的な症状

言動の理由 まとめシート

7. 便や尿にこだわる

Don't 言葉で叱責・制止する／訴えを無視する／一方的に説得する／
安易に紙オムツを使う／安易に向精神薬を投与する　など

評価（背景要因）

＊以下、せん妄を除外した上で・・・

1 生理的な欲求がある　　　　　　　　　　　　　　　61p

2 心理的な苦痛がある　　　　　　　　　　　　67p／109p

3 トイレに行ったばかりであることを忘れてしまう　110p

4 身体的な苦痛がある　　　　　　　　　　　　　　　58p

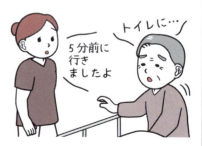

2 心理的な苦痛がある

▶ まず，67pを参照のこと（不安・イライラなどが便や尿意へのこだわりとなって現れることがあるため）.
ただし，失禁などに対する不安が強い場合もある.

◆ 気づきのポイント

- 「前に何度か失禁したことがある」などのエピソードがあれば，失禁に対する不安の可能性が考えられる.

◆ 対応のポイント

① 失禁に対する不安が強い場合，前に失禁した際の「理由」に沿った対応を行う

- 例 「トイレの場所がわからなかった」（見当識障害＋記憶障害＋視空間認知障害の疑い）　▶ トイレに目印をつける　など
- 例 「便器にうまく座れなかった」（視空間認知障害）　▶ 医療者がガイドを行う など
- 例 「歩行障害があった」　▶ ポータブルトイレを活用する など

② 前に失禁した際の「医療者の接し方」を振り返り，適切な対応に変えていく

- 例 「失禁したことを強く叱責した」
- ▶ 叱責されたことで失禁に対する不安（また怒られたくない）が強くなり，便や尿へのこだわりにつながってしまうため，プライドや羞恥心に配慮した声かけを行う
- 例 「『次からはナースコールを押すように』と口頭だけで伝えた」
- ▶ 記憶障害によって言われたことを忘れてしまう可能性があるため，視覚情報を用いたり，訪室回数を増やしたりする

3 トイレに行ったばかりであることを忘れてしまう

▶記憶障害（認知機能障害）

◆ 気づきのポイント

- ついさっきトイレに行った事実を伝えても，覚えていないなどの様子があれば，忘れてしまっている可能性が高い．

◆ 対応のポイント

- トイレに行ったばかりであることを，その都度，くり返し説明する．
- 排尿日誌や排便日誌をつけ，視覚情報を用いながら説明する．
- テレビやラジオなどで，トイレのこと以外に気をそらせてみる．
- トイレのこと以外に興味・関心が向くよう，他の話題に変えてみる．
- トイレに何度も行く場合は，並行して転倒の予防対策が重要である（第3章2 Advice！⑦参照）．

安易な紙オムツは禁物！
トイレでの排泄は，本来人間の基本的な欲求です．

専門看護師の経験とコツ

井上：筆者／馬場：大阪公立大学医学部附属病院，精神看護専門看護師／木野：筑波メディカルセンター病院，精神看護専門看護師／田中：筑波メディカルセンター病院，老人看護専門看護師　＊詳しいプロフィールは43ページ

井上 　今回は，第3章6「訴えが多い／ナースコールが頻回」と第3章7「便や尿にこだわる」の2つをまとめてテーマにしたいと思います．私の経験で，不安や淋しい気持ちからナースコールを押す患者さんがおられました．その患者さんは，看護師さんが来たら「何か用事を頼まないと…」と思い，「トイレに行きたい」と言っていたようです．

木野 　ナースコールが頻回になると，どうしても病棟スタッフはイライラしてしまいますよね….

馬場 　私は，認知症の人がナースコールを押せていること自体，すごいことだと思っています．先日病棟スタッフから相談されたとき，「このボタンを押したら，助けてくれる看護師さんにつながると思われているって，実はすごいことですよね」と言ったら，スタッフのイライラが少し和らいだという経験があります．患者さんは不安でたまらなくなってナースコールを押しているので，「皆さんが安心できる存在だからこそ，『助けて』って呼んでいるのかもしれませんよ」とお伝えすると，「イライラが嬉しさに変わった」と言って一生懸命対応してくれた若い看護師さんがいました．

井上 　受け止め方しだいで，気持ちも大きく変わりますよね．

田中 　全然違う場面ですけど，戦時中を体験した人って，食べ物がなかったから買えるときに買っておこうという人もいると思うんですよね．認知症になると，もちろん忘れてしまうのもあるんでしょうけれど，買いだめをする感覚で，早め早めに対応をしようという人もいるのかなあと感じることがあります．それで，尿意や便意があると早く早くと思ってしまい，ナースコールが頻回になるのかもしれません．心理的な共通点が，どこかあるように思います．

井上 　なるほど．対応の工夫があれば教えてください．

田中 　「自分で呼ばなくても，タイミングよく来てくれる」という安心感があれば，ずいぶん違うように思います．ナースコールが鳴る前にこちらから行

くというのを何度か続けて，「他の人のところに行ってから，また来ますね」と言うと，ご本人は覚えていることもあるんですよ.「呼ばないといけない不安」を「呼ばなくても来てくれる安心感」に変えることが大切ですよね.

馬場　あと，ご本人の排尿や排便のパターンがわかれば，それを見越して早めに声をかけるというのもよいと思います．数日くらい観察すれば，ある程度わかってきたりしますよね．例えば，食事の後に便意があるというパターンであれば，それに沿って計画を立てることができます.

井上　心不全の場合は，利尿薬のタイミングも重要ですよね.

第3章 悩ましい言動の評価と対応

8 「変なものが見える」と言う

過活動の症状
低活動の症状
拒否的な症状

言動の理由 まとめシート

8.「変なものが見える」と言う

Don't 否定する／叱責する／説得する／放置する　など

評価（背景要因）

＊以下、せん妄を除外した上で・・・

1 レビー小体型認知症　　　　　　　　　　　　　　　　　114p

2 アルツハイマー型認知症など　　　　　　　　　　　　　116p

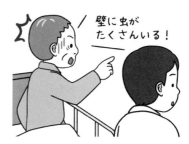

※レビー小体型認知症は，アルツハイマー型認知症に比べて幻視を高頻度にみとめる（レビー小体型認知症：80％，アルツハイマー型認知症：20％）．

❶ レビー小体型認知症

◆ 気づきのポイント

- 「ネズミが這いまわっている」などのありありとした幻視や,「人が座っている」などの錯視（椅子にかかった上着を人と間違える）の訴えがあれば, レビー小体型認知症に伴う幻視の可能性が高い.
- レビー小体型認知症では, 幻視（何もないところに幻が見える）よりも錯視（本来の物ではなく, 他の何かに見える）の頻度が高い.
- レビー小体型認知症は, **1. 認知機能の変動**（日中の眠気／一過性の混乱した会話）, **2. くり返し出現する具体的な幻視**（鮮明かつ詳細／人や虫, 小動物が多い）, **3. 誘因のないパーキンソニズム**（振戦, 筋強剛, 無動, 姿勢反射障害, 歩行障害）, の3つが特徴である. そこで, これらの3項目のうち2つ以上該当すれば, レビー小体型認知症の可能性が高いと考えられる.

患者さんへの尋ね方

1. 認知機能の変動

   「1日のなかで, ハッキリしているときと, ボーっとしているときはありますか？」

2. くり返し出現する具体的な幻視

   「そこにいるはずのないものが見えたりすることがありますか？」

3. 誘因のないパーキンソニズム

   「普段から, 手が震えたり, 動作がゆっくりになったり, 歩くのが小刻みになったりしますか？」

◆ 対応のポイント

レビー小体型認知症に伴う幻視への対応は, 以下の2本柱である.

① 非薬物療法

- 錯視を起こしやすいものを減らす（小さいゴミやホコリをとり除いて

きれいにする／ベッド周りの整理整頓を行う など）

- **表1**のように，一般的な幻視への声かけを行う．
- レビー小体型認知症の場合，入院前から幻視をみとめていることが多いため，家族に対応のしかたを尋ねるのも有用である．

表1 ● 幻視に対する具体的な対応とその理由

具体的な対応	理由
否定をしない	幻視は，本人のなかでは実際に見えているため，否定しても勘違いに気づくことはない． また，否定されると「わかってもらえない」と感じて，かえってつらくさせてしまう．
安心感を持ってもらえるような声かけをする	「ここは病院です．何かあればわれわれがすぐに対応するので，どうかご安心ください」など，『不安』という感情に対して声をかけるのがよい．

② 薬物療法

- BPSDなかでも，幻視に対する薬物療法のエビデンスは比較的多い．
- 幻視には，一般的に抗ドパミン作用の強い抗精神病薬（リスペリドンなど）を用いるが，レビー小体型認知症の患者は抗精神病薬への過敏性が強く，副作用〔錐体外路症状（パーキンソン症状含む）や過鎮静など〕がきわめて出やすい．そこで，レビー小体型認知症の患者にみられる幻視では，抗精神病薬のなかでも錐体外路症状の副作用が少なく，半減期の短いクエチアピンを選択することが多い．
- ただし，クエチアピンの抗幻覚・妄想作用はきわめて弱いため，効果は部分的と考えられる．
- 薬物療法のターゲットは幻視であるものの，本来の目的は「幻視による患者の気持ちのつらさを改善させること（患者が幻視とうまくつき合えることや，安心感を持てること）」である．つまり，「まだ幻覚があるから」という理由で，やみくもに薬を増やすことだけは避けたい．

○レビー小体型認知症がある場合の幻視への処方

<処方例>
［幻視があるとき］
クエチアピン（セロクエル®）錠25 mg　1回0.5錠　頓用
30分以上あけて計3回／日までOK

処方上の留意点

- クエチアピンは抗幻覚・妄想作用の少ない抗精神病薬ではあるが，錐体外路症状などの副作用がきわめて少ないため，レビー小体型認知症でしばしば用いられる．
- 鎮静作用が強いため，用量を少なめに設定することに加えて，投与後の眠気に注意する必要がある．
- 糖尿病患者への投与が禁忌のため，あらかじめ確認が必要である．

2 アルツハイマー型認知症など

◆ 気づきのポイント

- レビー小体型認知症に伴う幻視が否定された場合は，アルツハイマー型認知症などによる幻視の可能性を考える．
- 視力障害の患者では，ありありとした幻視をみとめる「シャルル・ボネ症候群」の可能性もあるが，頻度はきわめて低い．
- なお，もし統合失調症の既往があったとしても，統合失調症でみられる幻覚の大半は幻聴であるため，それが原因である可能性はきわめて低い．

◆ 対応のポイント

- 非薬物療法として，表1のような声かけを心掛ける．
- 必要に応じて，リスペリドンによる薬物療法を行う．

○レビー小体型認知症がない場合の幻視への処方

<処方例>
［幻視があるとき］
リスペリドン（リスパダール®）内用液0.5 mL　1回1包　頓用
30分以上あけて計3回／日までOK

処方上の留意点

- リスペリドンは抗幻覚・妄想作用の強い抗精神病薬であり，特に内用液は効果発現が速いため，頓服として有用である．
- 鎮静作用はそこまで強くないため，日中に使用しても過鎮静となることは少ない（昼夜逆転を避けることが可能）．
- 腎機能障害がある場合は，用量を少なめに設定するのがよい．
- 錐体外路症状（パーキンソン症状含む）に注意が必要なほか，抗精神病薬のなかでは比較的アカシジア（第3章2参照）が起こりやすい．

Advice!

⑪岡山大学病院での取り組み
その2「本人」が好きなことや興味のあることを取り入れる

　病室やナースステーションでときどき見かけるのが，日中，例えば「水戸黄門」の動画が流れているタブレットの前で，いびきをかいて爆睡している高齢の男性患者さんです．前夜ほとんど眠れておらず，昼間ウトウトしていたので，スタッフが工夫したのだと思いますが，残念ながら効果はなさそうです….

　動画を活用するというアイデアはよいのですが，「高齢の男性は水戸黄門が好き」というのは，医療者の思い込み・偏見と言われてもしかたがありません．高齢の男性でも，バラエティ番組が好きな人もいれば，熱狂的なプロ野球ファンもいます．そもそも普段テレビを全く見ない生活をしている場合は，いくら目の前で動画を流しても，本人の関心を惹くことは難しいでしょう．

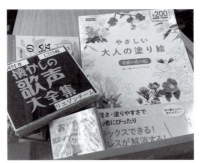

図1 ● お楽しみボックス

　何に興味があるのか，どのようなことが好きなのかは，当然ながら人それぞれです．そこで，患者さんの普段の生活を知り，本人の興味・関心について探ったうえで，それをケアに活かすことが重要なのです．

　岡山大学病院では，雑誌やパズル，塗り絵，ゲーム，DVDなど，多様なジャンルのものを入れた「箱（お楽しみボックス）」を準備し，そのなかから患者さん自身に好きなものを選んでもらう，という工夫を行っています（図1）．医療者は一方的な押しつけをするのではなく，主語を「患者さん」にして考える，このような視点がもっと広がっていくことを願っています．

　なお，数ある職種のなかでも，特に理学療法士や作業療法士，そして言語聴覚士は，患者さんが何に興味・関心を持っているかをよくご存知です．その理由は，リハビリテーションの最中にさりげなく行われる「雑談」のなかに，患者さんの普段の生活の様子など，本来の姿を垣間見ることができるからだと思います．そう考えると，医療者はもっと「雑談」をすべきですし，認知症のケアとはその人の生活史を把握することと言っても決して過言ではありません．

　とはいえ，現実問題として医療者にはするべきことが多すぎて，ゆっくり「雑談」をする時間はとれません．そこで，理学療法士や作業療法士，そして言語聴覚士の方々が知りえた情報を多職種で共有することに加えて，表2のようなチェックシートを活用するなど，患者さんの興味・関心について効率的に把握することも重要です．

表2 ● 興味・関心チェックシート

興味・関心チェックシート

氏名：_____ 年齢：_____歳　性別（男・女）記入日：H___年___月___日

　表の生活行為について，現在しているものには「している」の列に，現在していないがしてみたいものには「してみたい」の列に，する・しない，できる・できないにかかわらず，興味があるものには「興味がある」の列に〇を付けてください．どれにも該当しないものは「している」の列に×をつけてください．リスト以外の生活行為に思いあたるものがあれば，空欄を利用して記載してください．

生活行為	している	してみたい	興味がある	生活行為	している	してみたい	興味がある
自分でトイレへ行く				生涯学習・歴史			
一人でお風呂に入る				読書			
自分で服を着る				俳句			
自分で食べる				書道・習字			
歯磨きをする				絵を描く・絵手紙			
身だしなみを整える				パソコン・ワープロ			
好きなときに眠る				写真			
掃除・整理整頓				映画・観劇・演奏会			
料理を作る				お茶・お花			
買い物				歌を歌う・カラオケ			
家や庭の手入れ・世話				音楽を聴く・楽器演奏			
洗濯・洗濯物たたみ				将棋・囲碁・ゲーム			
自転車・車の運転				体操・運動			
電車・バスでの外出				散歩			
孫・子供の世話				ゴルフ・グランドゴルフ・水泳・テニスなどのスポーツ			
動物の世話				ダンス・踊り			
友達とおしゃべり・遊ぶ				野球・相撲観戦			
家族・親戚との団らん				競馬・競輪・競艇・パチンコ			
デート・異性との交流				編み物			
居酒屋に行く				針仕事			
ボランティア				畑仕事			
地域活動（町内会・老人クラブ）				賃金を伴う仕事			
お参り・宗教活動				旅行・温泉			

生活行為向上マネジメント　　©一般社団法人日本作業療法士協会
本シートは，この著作権表示を含め，このまま複写してご利用ください．シートの改変は固く禁じます．

日本作業療法士協会より許可を得て掲載

専門看護師の経験とコツ

> 井上：筆者／馬場：大阪公立大学医学部附属病院，精神看護専門看護師／木野：筑波メディカルセンター病院，精神看護専門看護師／田中：筑波メディカルセンター病院，老人看護専門看護師　＊詳しいプロフィールは43ページ

井上 　今回は「変なものが見える」，つまり幻視がテーマです．

木野 　前にレビー小体型認知症の人が入院したとき，しきりに「侍」が見えるって言われたんですよね．病棟スタッフは皆で「それがあるとたいへんだから，なんとかしなきゃ」って言ってたんですけど，本人にとってはいつも見えているものなので，特に困っていなかったんです．精神科リエゾンチームでは，「幻視はあっても，治療の対象にはならないかもしれないね」という話になった記憶があります．どこまで対応するかは，本人の困り具合に合わせることが大切だと思います．

馬場 　私も，幻視がある人には「それで困りますか？」って聞いたりします．「気持ち悪い」とか「怖い」とか「困る」と言われた場合は，「じゃあ，なんとかしましょう」という話になるので，お薬の相談に入ります．でも，薬は副作用もあったりするので，困っていないときはそのまま様子をみることもありますよね．本人は当たり前のように幻視について話すので，スタッフの方が驚いてしまいます．

井上 　ついこちらの物差しで考えて，「幻視は異常なものだ」「なくさないといけない」となってしまうんですね．

木野 　だからこそ，幻視があると，すぐに精神科へコンサルトされることが多い気がします．

田中 　レビー小体型認知症の人は，普段から幻視があるのでそこまで困っていないこともありますが，せん妄の人は幻視をつらく感じているんですよね．今の話を聞いて，そのような違いがあるんだなあと，あらためて思いました．あと，私の経験ですが，レビー小体型認知症の人で，仕事の書類が見えるという人がいました．

馬場 　わー，私はイヤだなあ（苦笑）．

井上 　せん妄とレビー小体型認知症は，どちらも1日のなかで症状が変動するので，とてもわかりにくいですよね．また，レビー小体型認知症ではせん妄

を合併しやすいので，そういう視点でかかわることも大切です．

表3 ● せん妄と認知症の鑑別

	せん妄	認知症	
		アルツハイマー型	レビー小体型
発症	急性	緩徐	
経過	一過性のことが多い	慢性進行性	
意識障害	あり	なし	
日内変動	あり（夜間に憎悪することが多い）	少ない	あり（1日のなかで変動する）
幻視	あり	少ない	あり

文献1より引用

表3で，せん妄とアルツハイマー型認知症，そしてレビー小体型認知症の違いについて，確認しておきましょう．

■ 文献

1)「せん妄診療実践マニュアル 改訂新版」（井上真一郎/著），羊土社，2022

第3章 悩ましい言動の評価と対応

9 日中ウトウトしている

言動の理由 まとめシート

9. 日中ウトウトしている

Don't 放置する／「低活動型せん妄」の評価を行わない　など

評価（背景要因）

＊以下、せん妄を除外した上で・・・

1 夜眠れていない 93p

2 薬の影響がある 123p
　Ⓐ 夜間に投与された薬による持ち越し（過鎮静）
　Ⓑ 日中に投与された薬による眠気

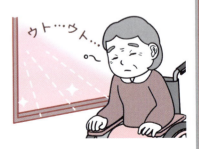

② 薬の影響がある

◆ 気づきのポイント

- 「新しい薬を投与してから日中の眠気が強い」「頓服を使用した翌朝に眠気が残っている」などの様子があれば，薬の影響の可能性がある．

◆ 対応のポイント

Ⓐ 夜間に投与された薬による持ち越し（過鎮静）の場合

大きく，以下の6つが考えられる．

1. 投与量が多い

- ▶使用した用量の1/2〜1/4程度に減量する．

2. 投与時間が遅い

- ▶定時薬を眠前ではなく，夕食後に投与する．
- ▶頓服薬については，例えば「0時までに使用」などとするのがよい．ただし，0時を過ぎると薬が使えないのも現場としては困るため，以下のような指示としておくのも1つの方法である（「0時以降」の場合は1回投与量を少なめに設定する）．

［不眠時］
（0時まで）
トラゾドン（レスリン®またはデジレル®）25 mg錠　1回1錠
30分以上あけて計3回／日までOK
（0時以降）
トラゾドン（レスリン®またはデジレル®）12.5 mg錠　1回1錠
30分以上あけて計3回／日までOK

3. 薬の半減期が長い（効果の持続時間が長い）

- ▶半減期の短い薬に変更する．
  特に，頓服薬は遅い時間に使う可能性があるため，できるだけ半減

期の短い薬〔トラゾドン（レスリン®／デジレル®）〕や，効果の持続時間が短い薬〔レンボレキサント（デエビゴ®）など〕がよい．

4. 肝機能障害や腎機能障害がある（薬剤の代謝・排泄の遅延）

▶薬の減量または，代謝経路などを考慮して他剤への変更を行う．

▶睡眠薬のなかで，レンボレキサント（デエビゴ®）やラメルテオン（ロゼレム®）は肝機能障害の患者への投与が禁忌である．なお，スボレキサント（ベルソムラ®）は禁忌ではないが，肝機能障害の患者では少量から投与を開始することが望ましい．

▶せん妄やBPSDでしばしば用いられるリスペリドンは，活性代謝産物が腎排泄であり，腎機能障害の患者では翌日に眠気を持ち越す可能性があるため，十分注意が必要である．

5. 薬の相互作用

▶薬の添付文書を確認し，相互作用による血中濃度上昇の注意喚起などがあれば，薬の減量または他剤への変更を行う．

6. 背景にレビー小体型認知症がある

▶レビー小体型認知症の患者は抗精神病薬への過敏性が強く，副作用がきわめて出やすいため，抗精神病薬の投与を避けるか，錐体外路症状の副作用が少ないクエチアピン（セロクエル®）を選択するのがよい．

▶なお，新たに抗精神病薬を投与した後に過鎮静となり，1〜5を見直しても改善がない場合は，診断はなくてもレビー小体型認知症の可能性が高いと考え，以後は抗精神病薬を避けるのがよい．

Ⓑ 日中に投与された薬による眠気の場合

• 抗不安薬，抗うつ薬，抗精神病薬，抗てんかん薬などの向精神薬は，日中に投与されることもあるが，いずれも直接脳に作用するため，眠気を起こす可能性がある．特に，抗うつ薬のミルタザピン（リフレックス®／レメロン®）や，抗精神病薬のオランザピン（ジプレキサ®）

は，眠気の副作用が強いうえに半減期が長く，また精神科医以外から
もしばしば処方されるため，十分注意が必要である．

- 抗パーキンソン病薬のプラミペキソール（ビ・シフロール®），ロピニ
ロール（レキップ），ロチゴチン（ニュープロ®パッチ）は，レストレ
スレッグス症候群にも用いられるが，副作用として突発性睡眠をきた
すことがある（禁忌のさらに上の「警告」!!（第3章2表4参照））．
- その他，抗ヒスタミン薬，鎮咳薬，鎮痛薬，オピオイドなども，強い
眠気をきたすことがある．
- これらの薬剤が眠気の原因であれば，減量・中止や他剤への変更を検
討する．
- また，内服時間や方法を変えるなどの工夫も有用である．
  - 例 嘔気に対してオランザピン（ジプレキサ®）錠2.5 mg 1錠が朝食
  後に投与されており，日中の眠気が強い場合
    - ▶夕食後の内服に変更する
  - 例 痛みに対してプレガバリン（リリカ®）OD錠150 mg 1錠が朝食
  後と夕食後に投与されており，日中の眠気が強い場合
    - ▶朝食後75 mg，夕食後225 mgに変更する

専門看護師の経験とコツ

井上：筆者／馬場：大阪公立大学医学部附属病院，精神看護専門看護師／木野：筑波メディカルセンター病院，精神看護専門看護師／田中：筑波メディカルセンター病院，老人看護専門看護師　＊詳しいプロフィールは43ページ

井上 今回のテーマ「日中ウトウトしている」は，いわゆる「昼夜逆転」のことですね．高齢者施設によっては，むしろ昼夜逆転を「それが本人の生活リズム」と受け入れて，日中眠るのを許容する場合もあるそうです．そして，夜はスタッフが話し相手になるという….

田中 第3章5で木野さんが，市場で働いていた患者さんの話をされていましたよね．もともとの生活リズムを大切にする視点って，すごく大事だと思います．

井上 そうですね．一方，病院では，昼夜逆転は「治すべきもの」とされてしまいます．治療やケアに影響が出たりするので，しかたがない部分はあるのでしょうが….

木野 昼夜逆転の人って，ときどきおられますよね．でも，急には治らないので，「徐々に時間をずらしていこうね」っていうことを，現場で共有するようにしています．夜ほとんど寝ていなかった患者さんに対して，午前中からリハビリテーションをすると余計に疲れてしまい，午後から爆睡っていうパターンもあります．せめて午前中はゆっくりしてもらって，午後から無理なくリハビリテーションをするとか，少しずつ時計の針を戻していくのがよいと思います．

井上 なるほど．現場は早く昼夜逆転を戻そうとしますが，焦らないことが大切なんですね．そういえば，「睡眠相後退症候群」という，いわゆる遅寝・遅起きの人がいるんですが，その治療もやっぱり1時間ずつ前倒しするとか，ゆっくりやっていくんですよね．

木野 そのあたりの意識を，医療スタッフで共有することが大切だと思います．

馬場 あと，体力が落ちている人は昼間ずっと起きておくのがしんどかったりしますよね．そう考えると休息をとることはむしろ大事なので，「少し寝てもらって，30分くらいしたらまた声をかけよう」とか「この時間は，寝る時間にしてしまいましょう」みたいな感覚も必要かと思います．「昼間しっか

り起こして，夜は寝てもらう」ということばかりにこだわりすぎると，かえってよくないかもしれません．あとは，ケアの時間を分散させて，そのときに起きてもらうのというのもありますね．

田中 現場では，ある程度の目安がないと，薬の投与を中止にできないというか…．私が経験したのは，夜寝られないことが続いて，結果的に多剤大量内服となってしまった患者さんです．午前中からずっと寝ていたんですけど，看護師は薬の投与をやめることに抵抗感がありました．

井上 「薬をやめると，また眠らなくなるんじゃないか」っていう不安ですね．

田中 まさにその通りです．強制的に薬で寝かされ続けると，当然身体もしんどいし，頭もボーっとするわけですよ．そこで，「3日だけ，患者さんの身体を戻すために頑張って我慢して，薬を使わないようにしてみよう」という話をすると，「3日ならできそう！」ということになって，実際に使わなかったんです．すると，薬が身体から抜けたことで，患者さんがびっくりするほどしっかりしてきた，ということがありました．

井上 特に急性期は，3日も経てば，身体の状態がずいぶんよくなりますよね．

木野 そうだと思います．身体がよくなるタイミングを見極めて，薬を減らしていくことができればいいですよね．身体がよくなれば，薬は間違いなく減らせると思います！

第3章 悩ましい言動の評価と対応

10 動こうとしない／何も言わない

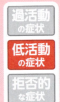
過活動の症状
低活動の症状
拒否的な症状

言動の理由 まとめシート

10. 動こうとしない／何も言わない

Don't 放置する／「低活動型せん妄」の評価を行わない／
安易に抗うつ薬を投与する　など

評価（背景要因）

＊以下、せん妄を除外した上で・・・

1	身体的な苦痛がある	58p
2	薬の影響がある	123p
3	心理的な苦痛がある	67p
4	アパシー	129p
5	うつ病	130p
6	医療者の接し方に問題がある	48p

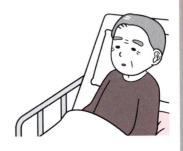

※決して「動こうとしない」＝「うつ病」ではなく，実臨床でもうつ病は決して多くはないため，「5番目」と下位にもってきました

128　一般病棟でよくある認知症患者さんの悩ましい言動の評価と対応をリエゾン精神科医がもれなく教えます

4 アパシー（＝無気力・無関心）

◆ 気づきのポイント

- 「周囲のことに関心を示さない」「自分から何もしようとしない」などの様子があれば，アパシーの可能性がある．

◆ 対応のポイント

- BPSD のなかでは，最も高頻度にみられる．
- 「無気力」「無関心」が主たる症状であり，日中に傾眠をみとめることも多い．
- うつ病の症状と似ているため見分けは難しいが，うつ病と異なり，アパシーでは抑うつ気分や悲哀感，自責感などがみられないのが特徴である（表1）．
- 脳内の病変に伴って起こるとされ，原因の除去は困難である．また，有効とされる薬剤もないため，主に非薬物療法を行う．
- 非薬物療法は，**①睡眠・覚醒リズムの確立**，**②活動性の改善・維持**の2つを目標として，以下の介入を行う．

表1 ● うつ病とアパシーにおける症状と対応の違い

		アパシー	うつ病
症状	感情	無感情	抑うつ気分や悲哀感，自責感など
	興味・関心	無関心	興味・喜びの喪失 ただし，ネガティブな出来事や心身の不調に対して過剰に心配することがある
	意欲	無気力 自発性の低下	意欲の低下をみとめるが，行動できないことに対する苦痛がある
	睡眠	日中の傾眠	夜間不眠
対応	薬物療法	－	抗うつ薬，睡眠薬など
	非薬物療法	積極的な声かけやリハビリテーションなど	休養・安静指示

第3章

10 動こうとしない／何も言わない

- 日中，頻回に声をかけ，会話の時間を増やす
- リハビリテーションを積極的に導入する
- テレビやラジオなどをつける
- ベッドを窓際にして，日中の採光を心がける
- 塗り絵や折り紙など，本人が興味を持って自発的に取り組めそうなものをみつける
- 食事や排泄だけでなく，歯磨きや洗面など，本人にもできそうなことがあれば，その一部でも自分で行うように促す

5 うつ病

◆ 気づきのポイント

- 「つらそうな表情である」や「自分を責める発言がみられる」などの様子があれば，うつ病の可能性がある．
- 「この2週間，ずっと気分が沈んだり，絶望的な気持ちだったりしましたか？」「この2週間，ものごとへの興味や楽しみを感じられないということがありましたか？」という2つの質問のいずれかにYESと答えれば，うつ病の可能性がある（「2質問法」と呼ばれる）[1]．

◆ 対応のポイント

- うつ病は，①抑うつ気分（気分が落ち込む）と②興味または喜びの消失（好きなことが楽しめない）が2大症状であり，いずれか1つでも2週間以上続けばうつ病の可能性が高い．
- その他，食欲低下，不眠，焦燥または精神運動の制止，易疲労性，自責感，思考力の低下，自殺念慮などがみられることもあり，これらの症状が多いほどうつ病の重症度が高くなる．
- 高齢者のうつ病では，抑うつ気分が目立たず，意欲低下や心気的な訴え（心身の不調に対して過剰に心配する）などがみられやすい．

- うつ病は「低活動型せん妄」や「アパシー」と間違われやすいため，鑑別は必須である．
- 医療者は，患者の訴えを受容的・共感的な態度で傾聴し，患者が安心できるような声かけを行う．また，可能な限り身体的苦痛や心理的苦痛の軽減を図る．
- 家族の協力が得られる場合，面会を増やしてもらう．
- 無理に気分転換をすすめず，ゆっくり休むように伝える．
- うつ病の重症度が高い場合は，抗うつ薬などの薬物療法を行う（以下「処方例」参照）．ただし，副作用に十分注意し，少量からゆっくり増量していく必要がある．
- うつ病では，高頻度に不眠をみとめることから，睡眠薬の処方も検討する必要がある．

○重症度が高いうつ病への処方

<処方例1>（図1）
ミルタザピン（リフレックス®またはレメロン®）錠15 mg　1回0.5錠
眠前

好適症例
- 不眠や食欲不振が顕著な患者（睡眠作用や食欲増進作用があるため）
- 多剤となることに抵抗のある患者（この1剤で抗うつ効果以外の作用も期待できるため）

処方上の留意点
- ミルタザピンは，①抗うつ効果に加えて，②睡眠作用，③食欲増進作用が期待できる抗うつ薬である．
- 翌日への持ち越しを避けるため，特に高齢者では15 mgではなく7.5 mgを初期用量とするのがよい．
- 初回投与時，患者に対して「翌日へ眠気の持ち越しを認める可能性があること」に加えて，「ただしその眠気は数日でおさまりやすいこと」

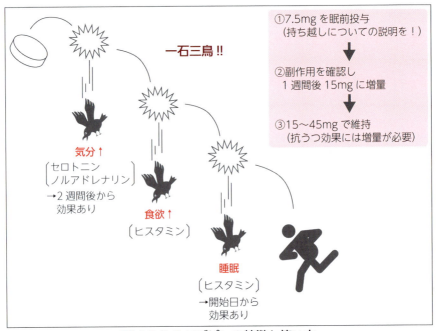

図1 ● ミルタザピンの特徴と使い方

を十分説明する．
- 効果や副作用をみながら，1週間ごとに7.5 mgずつ増量していく．

<処方例2＞（図2）
エスシタロプラム（レクサプロ®）錠10 mg　1回1錠
モサプリド（ガスモチン®）錠5 mg　1回1錠　いずれも夕食後

好適症例
- せん妄リスクの高い患者（せん妄を起こしにくいため）
- 不安の強い患者（抗不安作用があるため）
- 薬の増量に抵抗のある患者（初期用量でも有効性があるため）

処方上の留意点
- エスシタロプラムはうつ病のほか社会不安障害にも適応があり，抗不

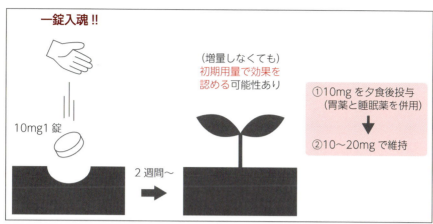

図2● エスシタロプラムの特徴と使い方

　抗不安作用が期待できるため，不安の強い患者にも有効である．
- 初期用量として10 mgで開始するが，その用量で抗うつ効果を発揮する可能性もあるため，増量を急がなくてもよい．
- 嘔気・嘔吐が出やすいため，最初から胃腸薬を併用するのがよい．
- QT延長がある場合は禁忌のため，十分注意が必要である．

専門看護師の経験とコツ

井上：筆者／馬場：大阪公立大学医学部附属病院，精神看護専門看護師／木野：筑波
メディカルセンター病院，精神看護専門看護師／田中：筑波メディカルセンター病院，
老人看護専門看護師　＊詳しいプロフィールは43ページ

井上 今回は，「動こうとしない／何も言わない」がテーマです.

田中 私の経験ですが，アパシーの患者さんで，ずっと寝ていて動こうとしない，車椅子に誘っても乗らない人がいて，あるときリハビリテーションの人が半ば強制的に車椅子に乗せたことがあったんですよ.

井上 ありそうな話ですね.

田中 それを横で見ていたんですけど，車椅子に10分くらい座っているうちに，本人はすごくしんどくなってしまったんです….

井上 医療者側が少し頑張りすぎたんですね. ただ，そのようなかかわり方は，比較的多いのかもしれません.

田中 しんどくてぐったり，という経験をすると，患者さんはもう二度と車椅子に乗りたくなくなってしまいますよね. そこで，患者さんが疲れる前に，まだ元気なうちにベッドに戻ってもらうことが大切だと思います. 疲れる前に戻す，疲れる前に戻す，っていうのを数日やっていくと，少しずつ座っていられる時間が伸びていく. そのようなかかわり方が必要だと感じています.

木野 たしかに，熱心さのあまり，最大限までやろうとするケースもありますね.

馬場 医療者としては，よかれと思って「もっともっと」「今のうちに」と思ってしまいがちです.

田中 つい，欲が出てしまう.

井上 楽しいうちにやめておくということですね. 成功体験を重ねていくというか.

田中 「よく頑張りましたね. 疲れちゃうかもしれないから，今日はこのあたりで戻りましょうか」となると，明日がまた楽しみになります！

井上 何ごとも，ほどほどがよさそうですね.

Advice!

⑫高齢者にみられる「てんかん」について

「てんかん」と聞いて，多くの方は小児期に発症しやすいイメージを持っていると思うのですが，実は高齢になってはじめて発症するケースが多数を占めています（図3）．

高齢者のてんかんでは，手足のけいれんを伴わずに意識がなくなる「焦点意識減損発作（以前，「複雑部分発作」と呼ばれていたもの）」がみられやすいとされています．表2に，その特徴をあげます．高齢者では，若年者と異なり，発作後にもうろうとした状態が長時間続くことがあります．また，ボーっとして反応が乏しいだけでなく，記憶障害などをきたす場合があるため，低活動型せん妄やアパシーなどと誤診されやすいことが問題となっています．そこで，焦点意識減損発作の特徴を知っておくことで早期発見が可能となり，適切な介入につながると言えるでしょう．

また，近年になって，「非けいれん性てんかん重積（non-convulsive status epilepticus：NCSE）」が注目を浴びています．非けいれん性てんかん重積では，表3のような症状が特徴的です．

非けいれん性てんかん重積は，焦点意識減損発作と同じくもうろう状態

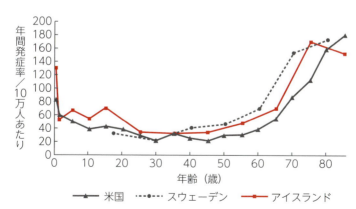

図3● てんかん発症率の年齢別推移
60歳以降にてんかんの発症率が増加していくことがわかる．
（文献2，3，4を参考に作成）

が長時間続いたり，混乱して言動にまとまりを欠いたりすることから，やはり低活動型せん妄やアパシーなどと誤診されやすいことが知られています．診断の決め手は脳波ですが，ベンゾジアゼピン受容体作動薬のジアゼパムが著効するため，臨床症状がそろえば「治療的診断」として薬物療法を行うのも1つです．また，脳卒中の既往などがリスク因子となるため，そのような患者では十分念頭におきながらかかわることが重要となります．

なお，焦点意識減損発作ではラモトリギンやレベチラセタムなど，非けいれん性てんかん重積の場合はジアゼパムなどによる薬物療法を行いますが，もし院内に精神科や脳神経内科などがあれば，評価も含めて積極的にコンサルトするのがよいでしょう．

表2 ● 高齢者における焦点意識減損発作の特徴

発作時	・一点を見つめ，ボンヤリする ・突然動きが止まり，声かけに応じなくなる ・手をゴソゴソ／口をモグモグなどの「自動症」は，目立たないことも多い ・発作中の意識はないため，周囲の状況がわからなくなる
発作後	・はっきりしていたり，ボーッとしたりと，意識状態にムラがある ・もうろうとした状態が長く続くことがある（数時間から数日以上のことも）

表3 ● 非けいれん性てんかん重積でみられやすい症状

・（手足のけいれんはない）
・凝視や反復する瞬目
・眼振
・舌なめずり
・鼻ぬぐい
・顔面や四肢のミオクローヌス（筋肉がピクピクする）

■ 文献

1）Muramatsu K, et al. : The Patient Health Questionnaire, Japanese version : validity according to the Mini-International Neuropsychiatric Interview-Plus. Pyschological Reports, 101 : 952-960, 2007

2）Forsgren L, et al : Incidence and clinical characterization of unprovoked seizures in adults:

a prospective population-based study. Epilepsia, 37：224-229, 1996

3) Hauser WA, et al：Incidence of epilepsy and unprovoked seizures in Rochester, Minnesota: 1935-1984. Epilepsia, 34：453-468, 1993

4) Olafsson E, et al：Incidence of unprovoked seizures and epilepsy in Iceland and assessment of the epilepsy syndrome classification: a prospective study. Lancet Neurol, 4：627-634, 2005

第3章 悩ましい言動の評価と対応

11 落ち込んでいる／「死にたい」と言う

言動の理由 まとめシート

11. 落ち込んでいる／「死にたい」と言う

Don't そのまま様子をみる／すぐ精神科に紹介する／
「自殺をしたら残された人が悲しむ」などと説得する　など

評価（背景要因）

＊以下、せん妄を除外した上で・・・

1. 通常反応　　　　　　　　　　　　　　　　　　　139p
2. 適応障害　　　　　　　　　　　　　　　　　　　140p
3. うつ病　　　　　　　　　　　　　　　　　142p／130p

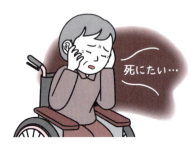

138　一般病棟でよくある認知症患者さんの悩ましい言動の評価と対応をリエゾン精神科医がもれなく教えます

■ 通常反応／適応障害／うつ病

◆ 気づきのポイント

- 患者さんから「すごくつらいです…」「もう死にたいです…」などの訴えがあっても，必ずしもうつ病とは限らず，①通常反応，②適応障害，③うつ病の3つの可能性を考え，正確に鑑別する必要がある．

◆ 対応のポイント

- 入院中は，強いストレス（身体的苦痛や心理的苦痛）が重なるため，それらきっかけとして気分の落ち込みなどをきたすことがある．
- この場合，以下の3つの可能性を考えて評価を行う．

1 通常反応

- 強いストレスがあると，誰しも大きなショックを受け，気分が落ち込んだり不安になったりする．それによって，眠れなくなったり，身の

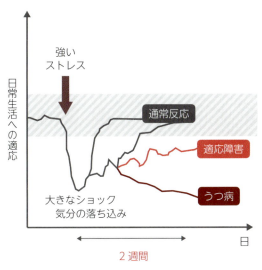

図1 ● 通常反応・適応障害・うつ病の経過

周りのことが疎かになったりするなど，生活をするうえで支障をきたすことがある．

- ただし，時間の経過とともに気持ちも落ち着いてきて，やがて普段通りの生活が送れるようになる．これは，「通常反応」と呼ばれるもので，一般的に精神症状は2週間以上持続しない（図1）.

- このように，ストレスの直後に気分の落ち込みなどがみられたとしても，あくまでも一時的なもので，その後は通常反応の経過をたどる可能性がある．したがって，直ちに精神科受診をすすめたり，薬物療法を行ったりするのではなく，まずは患者の訴えを受容的・共感的な態度で傾聴し，患者が安心できるように声をかけることが重要である．また，可能な限り身体的苦痛や心理的苦痛の軽減を図る．

- そして，その後はどのような経過をたどるのか（通常反応ですむのか，十分な治療やケアが必要なうつ病に移行するのかなど）を定期的に評価する必要がある．

2 適応障害

- 強いストレスによって精神症状が出現し，その後しばらく生活に支障をきたすところまでは通常反応と同じ経過である．ただし，2週間経過しても症状が改善しない場合は，適応障害またはうつ病の可能性がある（図1）.

- 両者の違いとして，適応障害はストレスという「重し」がなくなれば症状は軽くなったり，改善がみられたりするのに対して，うつ病では症状に連続性があり，「重し」がとれたとしても症状は持続することが多い（図2）.

- 例として，痛みがないときには表情よくテレビを見ていたり，リハビリテーションにも積極的に取り組んだりしている場合，症状に連続性はないため適応障害と考えられる．逆に，痛みがないときでも気分の落ち込みが続く場合は，うつ病の可能性が高い．

- ただし，一般病棟の入院患者では，痛みや吐き気などの身体症状が持

続し，それに伴って気分の落ち込みも長く続いている場合が多い．そのようなケースでは，「今の身体のしんどさがとれれば，少しは気持ちが違うでしょうか？」と尋ねてみるのがよい．その質問に対して，「そりゃあ，このしんどさがとれたら，気分もずいぶん違うと思うよ」と答えた場合，思考の柔軟性は十分保たれているため，適応障害の可能性が高い．逆に，「そんなことは考えられないくらい，つらくてつらくて…」と言われた場合は，先の見通しがつかないことでネガティブな考えに陥っており，柔軟な思考ができなくなっている（「心理的視野狭窄」と呼ばれる）ため，うつ病の可能性が高いと評価できる．

- したがって，適応障害で抑うつ気分などをみとめたとしても，通常は抗うつ薬などによる薬物療法を行うことはなく（もし行うにしても，不眠や不安などへの対症療法のみ），「重し」がとれるよう，つまりストレス因をとり除くようなアプローチを行う．

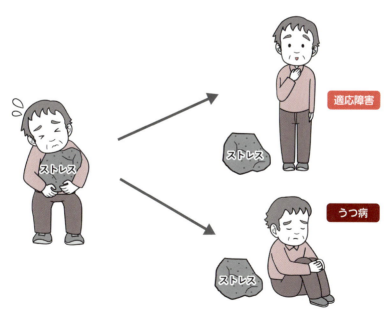

図2 ● 適応障害とうつ病の違い

- 通常反応と同じく，患者の訴えを受容的・共感的な態度で傾聴し，可能な限り身体的苦痛や心理的苦痛の軽減を図る．
- 家族の協力が得られる場合，面会を増やしてもらう．
- 散歩などで気分転換を図る．

③ うつ病

- うつ病では，適応障害と異なり，症状に連続性をみとめる．つまり，ストレスという「重し」がなくなっても，脳内ではセロトニンやノルアドレナリンなどの神経伝達物質のバランスが崩れているため，様子をみるだけでは軽快しないことが多い（図2）．
- 通常反応や適応障害と同じく，まずは患者の訴えを受容的・共感的な態度で傾聴し，可能な限り身体的苦痛や心理的苦痛の軽減を図る．
- 家族の協力が得られる場合，面会を増やしてもらう．
- 無理に気分転換をすすめず，ゆっくり休むように伝える．
- うつ病の重症度が高い場合は，抗うつ薬などの薬物療法を行う（第3章10参照）．ただし，副作用に十分注意し，少量からゆっくり増量していく必要がある．
- うつ病では，高頻度に不眠をみとめることから，睡眠薬の処方も検討する必要がある．
- うつ病と考えられる場合は，必ず自殺念慮の有無について確認する．
- 自殺念慮の有無を確認する際には，「つらくて，いっそのこと死んでしまいたいと思うことはありますか？」などと，明確に尋ねるのがよい．
- 自殺に関して話題に出すことで，自殺のリスクを高めるという明確なエビデンスはない．また，「切り出しにくいから」という理由で自殺念慮をキャッチすることができず，結果として自殺企図に至るようなことは絶対に避けるべきである．
- 患者が「死にたい」と言った場合，避けることなくコミュニケーションを続ける（TALKの原則，表1）．
- 自殺に対する予防対策として，窓の施錠やナースコールなどのライン

表1 ● TALKの原則（自殺の話題から逃げないことが大切）

T （tell）	：誠実な態度で話しかける
A （ask）	：自殺についてハッキリ尋ねる
L （listen）	：相手の訴えを傾聴する
K （keep safe）	：安全を確保する

類に十分注意し，巡回を多めにするなどの工夫が重要である．

- 自殺念慮が切迫している，つまり近い将来に致死的な手段で自殺企図を行う可能性が高い場合，安全の確保だけでなく精神科への紹介などを行う．
- なお，患者本人から「死にたい」と言われたとしても，それが緊急的な対応を要する自殺念慮ではなく，**つらいという気持ちの最上級の意味合い**であることも多い．また，高齢になると身体の衰えなどから「十分，生きた」「もう死にたい」など，死生観として訴えることもあるため，まずは本人との対話を続けることが重要である．

専門看護師の経験とコツ

井上：筆者／馬場：大阪公立大学医学部附属病院，精神看護専門看護師／木野：筑波メディカルセンター病院，精神看護専門看護師／田中：筑波メディカルセンター病院，老人看護専門看護師　＊詳しいプロフィールは43ページ

井上 今回は，「落ち込んでいる／「死にたい」と言う」がテーマです．私の経験にはなりますが，認知症の患者さんで「死にたい」と言う人はおられるものの，ひどく思いつめるまでの人は少ない気がします．もちろん，過小評価は禁物ですが．

馬場 高齢者だと，思いつめるというよりは，「もうここまで生きてきたから」というようなその人の人生観が表れることがあります．対話を続けていくと，その理由はまさに了解可能だなあと感じることも多いですね．

田中 「死んでもいい」と，「死にたい」というのは，ニュアンスが少し違いますよね．「今まで生きてきて，自分なりにできることや，やりたいことは，すべてやった」という理由で「死んでもいい」と言う人がいて，その場合は必ずしもうつ病ということにはならないかなと．じゃあ「死にたい」と言う人は皆うつ病かというと，これもすぐには決めつけない方がよいと思います．

木野 「死にたいくらいつらい」，という，つらさの表現のことがありますよね．

田中 トイレは今までなら自分で歩いて行っていたのに，人の手を借りなければならなくなったとします．誰にとってもつらいことでしょうが，プライドが高い人や羞恥心の強い人は「死にたいくらいつらい」気持ちになるだろうと，容易に想像できます．そのようなときに，「この時期だけのことですから，心配しないでくださいね」と優しく声をかけられたらいいんでしょうけど，「またトイレですか？」などと言われると，「そんなふうに言われるくらいなら，死んだ方がマシだ」となってしまいますよね．

馬場 同感です．私も，高齢者では，尊厳が大切にされていないがゆえに，つらさを口にされる方が多いと思います．

木野 「死にたい」の裏には，全人的な苦痛があると思うんですよね．われわれは，そこをきちんとアセスメントする必要があります．さまざまなことが複合的に重なって，「死にたい」になっている気もします．

井上 たしかに，理由が1つではないことも多いですよね．

木野 身体症状を確認して，体調を整えるなかで，痛みがとれたらずいぶん気持ちが楽になる人もいます．あと，例えばお金がないから死にたいという人もいたので，心理社会的なことや経済的なことも十分確認しないといけないですよね．一つひとつ，丁寧に，多職種でかかわらないといけないなあと日々感じています．

井上 お金のことだったら，ソーシャルワーカーの出番になりますよね．各職種の専門性を活かした，多方面からのアセスメントや介入が重要ということですね．

第3章 悩ましい言動の評価と対応

12 ケアや介助を拒否する

言動の理由 まとめシート

12. ケアや介助を拒否する

Don't 放置する／身体拘束をする／安易に向精神薬を投与する　など

評価（背景要因）
＊以下、せん妄を除外した上で・・・

1 ケアや介助に身体的な苦痛を伴う　　　　　　　　　　147p
- Ⓐ 痛みがある
- Ⓑ 嘔気がある
- Ⓒ 不快感がある

2 ケアや介助に精神的な苦痛を伴う　　　　　　　　　　148p
- Ⓐ 羞恥心がある
- Ⓑ プライドが傷つけられる
- Ⓒ 不安や恐怖感がある

3 普段の習慣と違う　　　　　　　　　　　　　　　　　149p

4 ケアや介助の必要性が理解できていない　　151p

5 （もともと）身体的な苦痛がある　　58p

6 医療者の接し方に問題がある　　48p

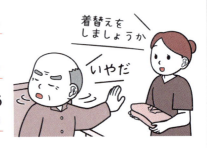

1 ケアや介助に身体的な苦痛を伴う

◆ 気づきのポイント

- ケアや介助を行う際,「顔をしかめる」「口を固く結ぶ」などの表情で拒否する様子がみられたら,身体的な苦痛の可能性がある.

◆ 対応のポイント

Ⓐ 痛みがある場合

- 体位変換時や点滴留置などの際に生じる可能性が高い.
- 痛みは自覚症状で評価するため,まずは患者に直接尋ねる必要がある.その際,クローズド・クエスチョンを意識する(「痛いですか?」).
- 認知症の人は,痛みをうまく表現ができないことがあり,過小評価されやすいため,非言語的メッセージ(表情,声,呼吸,態度など)に着目する必要がある.
    - ▶ PAINADや日本語版DOLOPLUS-2の項目を参考にする(第3章2参照).
    - 注観察項目:「(特定の部位を)自らおさえたりさすったりする」「眉間にしわを寄せる」「歯を食いしばる」「うめき声をあげる」「物をつかんで離さない」「興奮する」なども痛みを疑うサインである.
- どのような身体の向きや触れ方のときに痛みが出るかをよく観察する.
- 痛みが出ないようなケアや介助方法を考える.
- ケアや介助の頻度や時間帯を工夫する.
- 時間を空けてみる.

Ⓑ 嘔気がある場合

- 嘔気は,体位変換時や吸引などの際に生じる可能性が高い.
- においも吐き気の原因になることがあるため,十分注意が必要である.

ⓒ 不快感がある場合

- 不快感は，オムツの着用時や点滴留置などの際に生じる可能性が高い．
- 穿刺部を包帯で保護するなど，皮膚に直接当たらないよう工夫する．

② ケアや介助に精神的な苦痛を伴う

◆ 気づきのポイント

- ケアや介助を行う際，恥ずかしがるような表情で拒否する様子がみられたら，精神的な苦痛の可能性がある．

◆ 対応のポイント

Ⓐ 羞恥心がある場合

- 羞恥心は，オムツ交換時やトイレ介助などの際に生じる可能性が高い．
- 認知症でも，排泄行為は最後まで自力でしたいと考える人は多い．
- 異性ではなく，同性の医療者がケアや介助にあたる．
- 下半身をみられることに対する羞恥心を理解し，それに対して十分配慮したかかわり方や声かけを行う．
- 他の人から見えないよう，確実にカーテンを閉める．
- 他の人に聞こえるような声で，「オムツを替えますよ」などと言わないようにする．

Ⓑ プライドが傷つけられる場合

- 患者が「自分でもできる」と思っていることを介助されると，プライドが傷ついて拒否につながることがある．
- そっと見守ってみる．
- 急かすのではなく，本人のタイミングやペースを尊重する．
- 何ができて何ができないのかを見極め，それを本人と共有しながら，できることは本人にやってもらい，できないことに対してケアや介助を行う．

- 自尊心に配慮した言葉を遣う．
- 意識的に名前を呼ぶなど，相手を尊重している姿勢を伝える．

  例「○○さん．△△については，私がお手伝いさせていただいてもよろしいですか？」

ⓒ 不安や恐怖感がある場合　▶実行機能障害（認知機能障害）

- いきなりケアや介助が始まると，「この人に，この先いったい何をされるのだろう」などと，強い不安や恐怖感に襲われることがある．
- あらゆるケアや介助の際に生じる可能性があるため，十分注意が必要である．
- 前もって，これから行うケアや介助の内容・流れをわかりやすく説明する．

  例「○○さん，こんにちは．今，話しかけても大丈夫ですか？」「これから，服の着替えをしようと思います．お手伝いしてもよろしいでしょうか？」「ありがとうございます．では，まず上着から着替えていきますね．上着を触りますよ．」（「予告」を意識する）

- ケアや介助を行っている際も，今していることについて，その都度，わかりやすく，くり返し説明する．
- 不安や恐怖感が強い場合は，いったんケアや処置をやめ，時間をおいて再度安心できるようなかかわりを行ってみる．
- 例えば「シャワーを浴びましょう」ではイメージができないこともあるため，実際にシャワー室まで連れていき，その中を見てもらうなど，本人がイメージを持てるようにすることも重要である．

❸ 普段の習慣と違う

◆ 気づきのポイント

- 食事や入浴，トイレなど，日常的に行っているはずの行為に対して拒否がみられる場合は，普段の習慣と違う可能性がある．

- 疑わしい場合は，普段の習慣について，本人または家族に尋ねる．
  ㋕シャワーを拒否→家族に確認すると，普段はシャワーを使わない
  ことが判明→不慣れなことに対する拒否と考えられる

◆ 対応のポイント

- 例えば，普段の習慣と違う行為には，以下のようなものがある．

食事

- ・普段，2食しか食べない　▶可能な限り，いつもの食事時間に合わ
  せる
- ・普段，パンを食べない　▶パン食を避ける
- ・普段，家族そろって食べている　▶デイルームで，他の患者と一緒
  に食べてもらう　など

入浴

- ・普段，シャワーは使わない　▶可能であれば，入浴を行う
- ・普段，頭から洗う　▶普段通りの順番で洗う　など

トイレ

- ・普段，和式でしている　▶和式を使う　など

- 普段の習慣について，まず本人に尋ねてみる．
- 本人から情報が得られない場合は，家族にも積極的に確認する．
- 普段の習慣ややり方に近づけられるよう，多職種で話し合い，工夫や
  調整を行う．

4 ケアや介助の必要性が理解できていない

▶記憶障害（認知機能障害）

◆ 気づきのポイント

- ケアや介助を行う際，「そんなことしなくてもいい！」「ほっといて！」などの言葉が聞かれたら，ケアや介助の必要性が理解できていない可能性がある．

◆ 対応のポイント

- ケアや介助の必要性について，その都度，くり返し説明する．
- 「トイレに行きたいときは，このボタンを押してください」などと書いた紙を，見やすいところに置いておく．
- できることは自分でやってもらうことを前提として，「1人だと転ばないか心配なので，お手伝いをしてもよろしいでしょうか？」などと声をかけながらサポートする．
- 「動かないでください」ではなく，「右足のこの部分が折れているので，動かないようにしましょう」など，理由を明確にしたり，視覚化を意識したりする．

強い拒否があった場合，「本当に今，このタイミングで行わないといけないことか？」をよく考えて，後回しにすることも重要です．

専門看護師の経験とコツ

井上：筆者／馬場：大阪公立大学医学部附属病院，精神看護専門看護師／木野：筑波メディカルセンター病院，精神看護専門看護師／田中：筑波メディカルセンター病院，老人看護専門看護師　＊詳しいプロフィールは43ページ

井上　今回は「ケアや介助を拒否する」がテーマです．なかでも，「普段の習慣と違う」という理由で拒否につながるケースは，意外に見逃されやすいように思います．

木野　医療者は，その人の生活を知らないですからね．ただ先生，トイレ介助を拒否する理由に「普段，和式でしている」とありますが，最近和式トイレって，珍しくないですか（笑）.

井上　たしかに．もう，令和ですもんね…．

馬場　少し前なら，あったかもしれませんけど（笑）.

田中　でも，1人おられましたよ．「和式じゃないと出ない！」と言って，唯一地下の更衣室の横に和式トイレがあったんですけど，ものは試しということで車椅子を押してそこまで行ったら，本当にうまくいったんですよ．でも，よく考えると，10年以上前の話です（笑）.

井上　さすがに，今の時代，和式トイレは見かけなくなりましたよね．逆に「普段，ウォシュレットを使っている」の方が現実的でしょうか？

木野　それなら経験があります．ポータブルトイレで用を足していただこうとしたんですけど，「ウォシュレットがないから嫌だ」っていう人がいました．

馬場　洋式トイレの場合，何のボタンかわからない人がいますよね．ボタンがあちこちにあるので，どれを押したらいいかわからなくて困ってしまう．

木野　座っていないのにウォシュレットのボタンを押してしまい，噴水みたいになって水浸し，みたいなことも以前はあったみたいです．

馬場　認知症の人だと，一度失敗したらそれが嫌な経験になってしまい，拒否につながるということがあるかもしれません．

井上　ようやく，このテーマに即したコメントが出ましたね（笑）.

田中　ケアや介助をする人を替えた方が安全で，うまくいくこともあります．また，医療者の接し方に関して，「しないといけないケア」の場合，看護師は説明することなく，半ば強制的に始めようとすることがあります．

井上 何をされるかがわからないと，患者さんは不安に感じたり，怖くなったりしますよね．

田中 それで「手が出た」「腕をつかまれた」となるんですが，これはある意味，患者さんの自己防衛のように思います．

馬場 主体が医療者側になってしまい，患者さんがとり残されているんですよね．

田中 看護師も悪気があるわけではないので，「これ，やらなきゃいけないので，ごめんね」っていう言葉をかけるんですけど，そこは「ごめんね」ではなく，「なぜするのか」とか「どういうことをするのか」の説明が必要なんですよね．

井上 認知症の人は，少し前のことは忘れるにしても，目の前のことは理解できますし．

木野 「実況中継をする」という感じで接するのがよいと思います．ケアをする前に，「今から触りますよ」「少し冷たいですよ」とか．あと，触れるときにも愛護的なケアというか，できるだけ丁寧に，そして十分な配慮をしながら触れるということを意識したいですね．

田中 「あなたのことを，大切に思っていますよ」というメッセージが，とても重要と感じています．

馬場 その他，患者さんの行動を制止したくなったときは，「触らないで！」ではなく「○○を触っておいてもらおう」，「起き上がらないで！」ではなく，「座っておいてもらおう」という工夫も大切ですよね．

井上 まさに，逆転の発想ですね！

第3章 悩ましい言動の評価と対応

13 食事を食べようとしない

言動の理由 まとめシート

13. 食事を食べようとしない

Don't 食べるよう急かす／「食べないと帰れませんよ」とプレッシャーをかける／放置する／末梢の点滴で長期間様子をみる／すぐに胃ろうを増設する／安易にスルピリドなどを投与する　など

評価（背景要因）

＊以下、せん妄を除外した上で・・・

1 食欲がわかない 156p
- Ⓐ 五感で食べ物を感じることができない
- Ⓑ 活動量が低下している（エネルギー消費量が少ない）

2 味覚障害がある 157p
- Ⓐ 食事の影響
- Ⓑ 薬の影響

3 嚥下機能が低下している 159p
- Ⓐ 加齢によるもの
- Ⓑ 薬の影響

4 通過障害がある 160p

5 口腔内のトラブルがある 160p

6 普段の習慣と違う 161p

7 身体的な苦痛がある（特に便秘） 58p

8	日中の眠気がある	122p
9	適応障害	140p
10	うつ病	130p
11	アパシー	129p
12	ケアや介助に精神的な苦痛を伴う	148p
13	食べることに集中できていない	161p
14	食べ方がわからない	162p
15	食べ物ということが認識できていない	163p
16	医療者の接し方に問題がある	48p

第3章 13 食事を食べようとしない

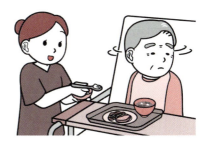

1 食欲がわかない

◆ 気づきのポイント

- 「食事に関心を示さない」「すぐに食べるのをやめてしまう」などの様子があれば，食欲がわかないのが原因となっている可能性がある.

◆ 対応のポイント

Ⓐ 五感で食べ物を感じることができない場合

- 食べ物が見えているか，姿勢やテーブルの高さ，視力や眼鏡の必要性などを確認する.
- 管理栄養士やNST（Nutrition Support Team：栄養サポートチーム）などへ積極的に相談し，食事内容や食事形態などの工夫を行う.
- ショウガ，梅，ニンニクなど，香りや食欲増進効果のある食材を使う（ただし，においが逆効果のこともある）.
- 味付けを変えてみる.
- 素材感のわかる形態にする.
- 盛り付けを華やかにする.
- 主食を変更する（ご飯→パンや麺 など）.
- 手でつかめるメニューを入れる（おにぎりやサンドイッチなど）.
- 適度な噛み応えがある食べ物にする.
- ヨーグルトやプリンなど，口当たりのよいものをすすめる.
- 温かいものや冷たいものなどを試す.
- 本人や家族に，もともとの好物や食べられそうなものなどを確認し，それらを試す.
- 本人や家族に，苦手なものや嫌いな食べ物を確認し，それらを避ける（肉が好きでも，例えば「鶏肉」はダメな人もいる）.
- 何の魚の切り身かわからない場合，メニューを書いた紙を置いたり，口頭でわかりやすく伝えたりする.

- 色合いや器など，見た目を工夫する．
- 「見てください．このホクホクしたジャガイモ，おいしそうなにおいがしますね」などと声をかける．

Ⓑ 活動量が低下している（エネルギー消費量が少ない）場合

- 積極的にリハビリテーションを導入する．
- 睡眠・覚醒リズムを整える．
- スルピリドは錐体外路症状（パーキンソン症状など）が出やすく，転倒につながる可能性があるため，安易な投与は避ける．
- 食欲の増進にミルタザピンが有効なこともあるが，過鎮静などの副作用がみられやすいため，もし投与する場合は少量から開始したうえで定期的なモニタリングを行う．

② 味覚障害がある

◆ 気づきのポイント

- 食べ物を口にしたときに違和感を感じている様子があれば，味覚障害の可能性がある．

◆ 対応のポイント

Ⓐ 食事の影響の場合

- 偏食による亜鉛摂取不良や肝疾患などの身体疾患，薬剤の影響などで亜鉛欠乏症をきたし，味覚障害（味覚の減退・消失だけでなく，苦みや渋み，痛みなど，症状はさまざま）をみとめることがある．
- 亜鉛欠乏症の診断基準を表1に示す．亜鉛欠乏症の場合，原疾患の治療や原因薬剤の減量・中止が対応の原則である．
- 口腔内のケア（湿潤の保持や舌苔の除去など）を行う．
- 亜鉛を多く含む食品（貝類，海藻，キノコ，大豆類など）を摂取する．

表1 ● 亜鉛欠乏症の診断基準

1. 下記の症状／検査所見のうち1項目以上を満たす
　1) 臨床症状・所見：皮膚炎，口内炎，脱毛症，褥瘡（難治性），食欲低下，発育障害（小児で体重増加不良，低身長），性腺機能不全，易感染性，味覚障害，貧血，不妊症
　2) 検査所見：血清アルカリホスファターゼ（ALP）低値

2. 上記症状の原因となる他の疾患が否定される

3. 血清亜鉛値
　3-1：60 μg/dL未満：亜鉛欠乏症
　3-2：60〜80 μg/dL未満：潜在性亜鉛欠乏
　血清亜鉛は，早朝空腹時に測定することが望ましい

4. 亜鉛を補充することにより症状が改善する

文献1より引用

- 亜鉛製剤〔ポラプレジンク（プロマック®）〕を投与する．
  - 注 ただし，適応疾患は胃潰瘍で，味覚障害に対する保険適用はない．
  - 注 薬物療法に即効性はないため，少なくとも週〜月単位で評価を行う必要がある．

Ⓑ 薬の影響の場合

- 亜鉛欠乏症の原因薬剤として，利尿薬，降圧薬，抗パーキンソン病薬，鎮痛薬，抗菌薬，糖尿病治療薬，抗がん剤，抗リウマチ薬など，さまざまなものがあげられる．
- 味覚障害が疑わしい場合，投与中の薬剤について，それぞれ添付文書などを見ながら確認する必要がある．
- 睡眠薬のゾピクロン（アモバン®）やエスゾピクロン（ルネスタ®）は，翌日に口腔内の苦みを訴えることがある．
- 原因薬剤が同定できれば，減量・中止や他剤への変更を検討する．
- なお，薬剤性味覚障害でも，亜鉛製剤を使用することがある．

❸ 嚥下機能が低下している

◆ 気づきのポイント

- 「食べ物を口に入れるとむせる」「吐き出してまう」などの様子があれば，嚥下機能が低下している可能性がある．

◆ 対応のポイント

Ⓐ 加齢によるものの場合

- 言語聴覚士にコンサルトし，摂食・嚥下機能の評価を行う．
    - ㊟必要に応じて摂食・嚥下障害に対するリハビリテーションを行う．
    - ㊟嚥下機能が著しく低下している場合，誤嚥のリスクが高いため，一時的に経口摂取を中止する必要がある．
- 汁物はとろみをつけるなど，飲みやすいように工夫する．
- ご飯をお粥にする．
- 副食を一口大にする．
- ゆっくり噛んで食べてもらうようにする．
- 口の中に食べ残しがないか確認し，すべて飲み込んでから，次の食べ物を口に入れるようにする．
- 飲み込むときは，顎が上がらないように留意する．
- 誤嚥性肺炎に注意するだけでなく，適宜検査を行うなど，早期発見につとめる．

Ⓑ 薬の影響の場合

- 嚥下機能低下の原因薬剤として，抗精神病薬，抗パーキンソン病薬，抗コリン薬，制吐薬など，さまざまなものがあげられる．
- 認知症の患者では，BPSDに対して抗精神病薬を投与されているケースが多いため，嚥下機能低下をみとめた際には抗精神病薬が投与されていないか，確実に確認しておきたい．
- 原因薬剤が同定できれば，減量・中止や他剤への変更を検討する．

4 通過障害がある

◆ 気づきのポイント

- 最初にせん妄を疑い，身体疾患はある程度除外しているはずではあるが，あらためて通過障害をきたすような状態になっていないかどうかを疑うことが重要である．

◆ 対応のポイント

- 以下のような原因による通過障害を疑い，精査を行う．
  - ・腫瘍による消化管狭窄
  - ・周辺臓器による圧迫や癒着
  - ・神経の異常（反回神経麻痺や食道アカラシアなど）

5 口腔内のトラブルがある

◆ 気づきのポイント

- 食べているときに「顔をしかめる」「口を固く結ぶ」などの様子があれば，口腔内のトラブルの可能性がある．

◆ 対応のポイント

- 口腔乾燥，口内炎，舌炎など，口腔内の病変を観察する．
- 歯科受診を行い，歯周病や虫歯の有無などを確認する．
- 入れ歯が合っているか確認し，必要に応じて調整を行う．
- 定期的に口腔ケアを行う（誤嚥性肺炎の予防にもつながる）．

6 普段の習慣と違う

◆ 対応のポイント

- 例えば，普段の習慣と違う行為には，以下のようなものがある．
  - ・普段，2食しか食べない ▶可能な限り，いつもの食事時間に合わせる
  - ・普段，パンを食べない ▶パン食を避ける
  - ・普段，家族そろって食べている ▶デイルームで，他の患者と一緒に食べてもらう
  - ・普段，テレビを見ながら食べている ▶食事中，テレビをつける
  - ・普段，静かな場所で食べている ▶食事中，テレビを消す
  - ・普段，椅子に座って食べている ▶ベッド上ではなく，椅子に座って食べてもらう

- 普段の習慣について，まず本人に尋ねてみる．
- 本人から情報が得られない場合は，家族にも積極的に確認する．
- 普段の習慣ややり方に近づけられるよう，多職種で話し合い，工夫や調整を行う．

13 食べることに集中できていない

▶注意障害（認知機能障害）

◆ 気づきのポイント

- 食べているときに「まわりをキョロキョロする」「テレビの方ばかり見てしまう」などの様子があれば，食べることに集中できていない可能性がある．

◆ 対応のポイント

- 静かな場所で食事をする.
  - ㋕断りを入れてテレビやラジオを切る／モニター音を消す／デイルームで食事をしない).
- 医療者の訪室によって，食事が中断されないように留意する.
- テーブルに，食べ物以外の物品を置かない.
- ベッド周囲を整理整頓する.
- 1人で，壁に向かって座って食べる.
- そばにいて，「次はどれを食べますか？」などと声をかけるなど，注意を惹きつける.
- ただし，話しかけることによって食事に集中できなくなることもあるため，どちらのかかわり方がよいかを観察によって評価する必要がある.

14 食べ方がわからない

▶ 失行（認知機能障害）

◆ 気づきのポイント

- 「お箸がうまく持てない」「食べられず困っている」などの様子があれば，食べ方がわからない可能性がある.

◆ 対応のポイント

- さりげなく，かつわかりやすく，お箸やスプーンの使い方を教える.
- お箸やスプーンを手に持つことで，自然に使い始めることもある.
- 普段使っているお箸やスプーン，食器などを家から持ってきてもらう.
- 患者から見えるよう，隣に座り，一緒に食事をする.
- 利き手にお箸，もう一方の手に器を持ってもらうようサポートし，食べ始めるきっかけをつくる.

- コース料理のように，一品ずつ出す．
- お皿の数を少なくする（丼やワンプレート，お弁当など）．
- 1つのお皿に盛りつける食べ物を，できるだけ少なくする．
- 手でつかめるメニューを入れる（おにぎりやサンドイッチなど）．

15 食べ物ということが認識できていない

▶ 失認（認知機能障害）

◆ 気づきのポイント

- 「食べ物を素手で触る」「食べ物をティッシュにくるんでしまう」などの様子があれば，食べ物ということが認識できていない可能性がある．

◆ 対応のポイント

- 「おいしい◯◯ですよ．どうぞ召し上がってください」など，食べ物についてその都度，具体的に説明する．
- 一緒に食事をして，食べているところを見せることで，それが食べられるものであるとわかってもらう．
- お皿の柄と食べ物の区別がつきやすいように，無地や白のシンプルなお皿を用いる．ただし，お茶碗の場合は白色だと白米と同化してしまうため，コントラストがはっきりするものがよい．
- 錯視（例ご飯にかかっている「ふりかけ」が虫に見える）などによって食べられない人もいるため，「おかしなものが見えたりしますか？」など，念のため確認を行うことが大切である（第3章8参照）．

■ 文献
1）児玉浩子ほか：亜鉛欠乏症の診療指針．日臨栄養誌，38：104-148，2016

専門看護師の経験とコツ

井上：筆者／馬場：大阪公立大学医学部附属病院，精神看護専門看護師／木野：筑波メディカルセンター病院，精神看護専門看護師／田中：筑波メディカルセンター病院，老人看護専門看護師　＊詳しいプロフィールは43ページ

井上　「食事を食べようとしない」がテーマです．病棟からそのようなコンサルトは多いのですが，あらためて整理すると考えられる理由ってたくさんあるんですね．ここにはあげていませんが，以前「お金を払っていないから，こんなお食事はいただけない」と言われたこともあります．

木野　本当に理由はさまざまですよね．認知症の人に対して医療者は，「認知症だから食べないんじゃない？」と思ってしまいがちなので，そうならないように，本書で「これだけ理由があるんだから，いろいろな視点でみないといけない！」というメッセージが伝わるといいですね．

井上　認知症に限りませんが，入院中の患者さんって「食欲がわかないから，食べる気がしない」ということも，実は多いんですよね．われわれは，ものを食べるとき，五感をフルに使います．例えばハンバーグでは，デミグラスソースの旨そうな匂い，鉄板からのジュージューという音，湯気が上がってこんがり焼けたお肉….

田中　想像するだけで，おいしそうですよね．

井上　ちなみに，食べて「おいしい!!」と感じたときの，味覚が占める割合って，どのくらいかご存知ですか？

木野　それを尋ねるっていうことは，たぶん低いんでしょうね．

井上　実は…1％と言われています．

木野　えーっ!!本当ですか？何が一番高いんですか？

井上　視覚です．なんと，83〜87％らしいんですよ．『人は見た目が9割』（新潮社，2005）というベストセラー本がありますが，食べ物もそうみたいです．

木野　たしかに，見た目は大きいかも．テンション上がりますし．

田中　うそだぁ．やっぱり，見た目以上に味のような…（笑）．

井上　同感です．でも，視覚が鍵を握っているのは間違いないので，病院の食事でも，いろどりや盛り付け方の工夫などは大事なんでしょうね．

田中　高齢者で食欲がないとき，おうちの人は，お饅頭や和菓子を持ってくるこ

とが多い気がします．誤嚥には十分注意が必要になりますが，最初にちょこっと食べると，食事が進みやすくなることがありますね．

木野 「誘い水」になるんですかね．昔から食べ慣れているものだと．

田中 逆に，特別な日に食べていたものもよいと思います．

馬場 馴染みのない環境のなかで，得体の知れないものが，たくさんお膳の上にのっている．特に，それがペースト食だったら，「これは何だ!?」となりますよね．そこに昔からよく食べていたお饅頭が出てきたら，安心して食べられますよね．

井上 ペースト食は，見た目も良くないですし…．

馬場 高齢者施設に入所されていた方で，嚥下機能が悪くて軟食を食べていたんですけど，入院してからペースト食になったとたん，ご飯を食べなくなってしまった方がおられたんです．ペースト食に代わるものを皆で考えて，茶わん蒸しとか，卵豆腐とか，いろんなアイデアを出し合ったんですけど，今お饅頭の話を聞いて，餡子でよかったなあと思いました．

井上 やはり，いろいろな人の経験や知恵，工夫を共有することが大切ですね．

田中 その他，身体的苦痛に関して，便秘があって食事を食べない人はよく経験します．そもそも便秘って見逃されやすいんですけど，認知症があると，うまく訴えることができないので，対処が遅れてしまうことがありますね．

馬場 患者さんは「出ました」と言っていても，実はまだ便がたまっていることもあります．正しく表現できないと，医療者の見落としにつながります．

田中 「出たかどうか」だけで，量までは十分聞けていないこともありますしね．

井上 あらためて，身体的な評価はとても大切だと思いました．

注：本書では決してお饅頭を推奨しているものではなく，特に高齢者の場合は正確な嚥下評価が必要と考えます．

第3章 悩ましい言動の評価と対応

14 薬を飲まない

> **言動の理由 まとめシート**

14. 薬を飲まない

Don't 飲むように急かす／叱責する／強引に口の中に入れる　など

評価（背景要因）

＊以下、せん妄を除外した上で・・・

1 薬が飲みにくい 　　　　　　　　　　　　　　　　　167p
　Ⓐ 薬の数が多い
　Ⓑ 薬が大きい
　Ⓒ 薬が苦い
　Ⓓ カプセルを飲むのが苦手

2 薬の必要性が理解できていない 　　　　　　　　　168p

3 普段と飲み方が違う 　　　　　　　　　　　　　　168p

4 ケアや介助に精神的な苦痛を伴う 　　　　　　　　148p

5 身体的な苦痛がある 　　58p

6 医療者の接し方に問題がある 　　48p

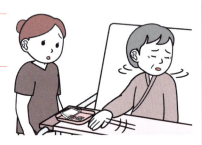

166　一般病棟でよくある認知症患者さんの悩ましい言動の評価と対応をリエゾン精神科医がもれなく教えます

❶ 薬が飲みにくい

◆ 気づきのポイント

- 薬を飲みこむ際につらそうだったり，吐き出そうとしたりする様子が あれば，薬が飲みにくい可能性がある.

◆ 対応のポイント

Ⓐ 薬の数が多い場合

- 同系統の薬で，薬の数が減るように変更する.
- 可能な場合，注射薬や貼付剤に変更するなど，内服薬の数を減らす.
- 減薬を検討する.

Ⓑ 薬が大きい場合

- 同系統の薬で，サイズが小さい薬に変更する.
- 粉末化する.
- 液剤や散剤などに変更する.
- 可能な場合，注射薬や貼付剤に変更する.
- 減薬を検討する.

Ⓒ 薬が苦い場合

- 同系統の薬で，苦くない薬に変更する.
- 服薬ゼリーなどを用いる.
- 可能な場合，注射薬や貼付剤に変更する.
- 減薬を検討する.

Ⓓ カプセルを飲むのが苦手な場合

- 同系統の薬で，錠剤や散剤，液剤などに変更する.
- 可能な場合，注射薬や貼付剤に変更する.
- 減薬を検討する.

2 薬の必要性が理解できていない

▶ 記憶障害（認知機能障害）

◆ 気づきのポイント

- 「薬は，いりません」「薬がなくても治る」などと一方的な訴えがあれば，薬の必要性が理解できていない可能性がある.

◆ 対応のポイント

- 患者が薬に対してどのように考えているかを詳しく聞き出す.
- もし誤解があればわかりやすく訂正する.
- 薬の必要性について，その都度，くり返し説明する.
- 「これは痛みをとってくれる薬なので，決められた通りに飲みましょう」など，薬を飲む理由についてわかりやすく書いた紙を，見やすいところに置いておく.
- お薬手帳を出して，一緒に一つひとつ確認しながら飲んでもらう.
- 「大切な薬なので飲んでほしい」と一言添えてすすめてみる.

3 普段と飲み方が違う

◆ 対応のポイント

- 例えば，普段の習慣と違う行為には，以下のようなものがある.
  - ・普段，自分で飲んでいる　▶ いつも通り，自分で飲んでもらうようにして，正確に飲めているかを見守る
  - ・普段，1錠ずつ飲んでいる　▶ まとめて飲ませようとするのではなく，1錠ずつ渡すようにする

- 普段の習慣について，まず本人に尋ねてみる.
- 本人から情報が得られない場合は，家族にも積極的に確認する.

- 普段の習慣ややり方に近づけられるよう，多職種で話し合い，工夫や調整を行う．
- （気が変わらないうちに）早く飲んでもらおうと急かすのではなく，本人のタイミングやペースで内服してもらうことを意識する．

専門看護師の経験とコツ

> 井上：筆者／馬場：大阪公立大学医学部附属病院，精神看護専門看護師／木野：筑波メディカルセンター病院，精神看護専門看護師／田中：筑波メディカルセンター病院，老人看護専門看護師　＊詳しいプロフィールは43ページ

井上 最後のテーマは，「薬を飲まない」です．私は精神科医なので，精神科に入院している患者さんの拒薬は，たくさん経験してきました．

木野 先生は，薬を飲ませる魔法を持っていたりするんですか？

井上 もしそんなものを持っていたら，今頃は別の仕事をしています…．患者さんはイライラしているときに薬を強くすすめられても，どうにも飲む気にならないことがありますよね．そこで，無理に飲ませようとするのではなく，時間をおいてからもう一度すすめてみるとか，人を替えてみるとかも効果的な気がします．そう言えば，以前患者さんから「薬に毒が入っている！」と言われたとき，目の前で自分が飲んでみせたことはあります．それで，なんとか飲んでもらうことができました．

田中 たしかに高齢者のなかには，根本的に「薬はよくないもの」って思っている人もいるので，なかなか対応が難しいですよね．

木野 かかりつけの先生をすごく信頼している人もいるので，「あの先生が出してくれた薬だよ」という言葉を添えると，なんとか飲んでくださったことがあります．

馬場 私にも同じような経験があります．やっぱり，いつもの先生，信頼のおける先生の薬だったら飲む，っていうケースでした．

井上 拒薬は，不安の現れだったりするんですね．やっぱり，安心感を持ってもらうことが大切ですね．

木野 先日経験したのは，認知症のがん患者さんで，強い痛みでのた打ち回っていたんです．でも，オピオイドがすごく効いて，痛みがとれたのはよかったんですけど，退院して家では薬を飲まなくなってしまったんです．痛みがあれば「薬を飲む」という行動につながるんですけど，痛みがとれると本人に困り感がなくなるので，動機づけが難しいところです．

田中 「飲みにくさ」でいうと，漢方は嫌がる人がいますね．すごく苦いし，口の中に残ったりもしますし．

井上　リスペリドンも，患者さんによっては「苦い」と言う人がいますね．その場合，水に混ぜると苦みが和らぐので，飲みやすくなるようです．ただ，お茶に混ぜると効果が落ちるようなので注意が必要です．

馬場　拒薬をきっかけに薬を整理するというのも1つですよね．不要な薬はないか，今一度確認してみるよい機会だと思います．特に，高齢者はポリファーマシーになりやすいので，薬からの脱却のチャンスと考えるべきです．

井上　それは，とても大切な視点ですね．
　　　あらためて，本書全体にいろいろなご意見をいただき，皆さん本当にありがとうございました！

一同　少しでも，評価や対応のヒントになれば嬉しいです．こちらこそ，ありがとうございました！

付録
「言動の理由
まとめシート」
一覧

1 話がかみ合わない

過活動の症状
低活動の症状
拒否的な症状

言動の理由 まとめシート

1. 話がかみ合わない

Don't あきらめて話を聞かない／患者以外で一方的に話を進める　など

評価（背景要因）

＊以下、せん妄を除外した上で・・・

1 話が聞こえていない　　　　　　　　　　　　　　　45p
　Ⓐ 難聴がある
　Ⓑ 周囲の音が気になる
　Ⓒ 耳垢が溜まっている

2 話が理解できていない　　　　　　　　　　　　　　46p
　Ⓐ 話に集中できていない
　Ⓑ 聞いたことを忘れてしまう
　Ⓒ 内容が理解できていない
　Ⓓ 言葉が理解できていない

3 医療者の接し方に問題がある　　　　　　　　　　　48p

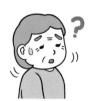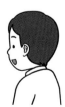

※難聴や耳垢などの理由は，意外と見落としがちである

173

2 落ち着きがない／歩き回る

言動の理由 まとめシート

2. 落ち着きがない／歩き回る

Don't 言葉で叱責・制止する／身体拘束をする／過剰に薬剤を投与する／強制的に退院させる　など

評価（背景要因）

＊以下、せん妄を除外した上で・・・

1 身体的な苦痛がある　　　　　　　　　　　　　　　　　　58p

- Ⓐ 痛みがある
- Ⓑ 便秘がある　など
- ➡ そのほか、「息苦しい」「ムカムカする」「だるい」「かゆい」「しびれる」「尿が出にくい」など

2 生理的な欲求がある　　　　　　　　　　　　　　　　　　61p

- Ⓐ 尿意がある
- Ⓑ 便意がある
- Ⓒ 部屋が暑い／寒い
- Ⓓ 喉が渇いている／お腹がすいている

3 薬の影響がある　　　　　　　　　　　　　　　　　　　　62p

- Ⓐ アカシジア（静坐不能症）
- Ⓑ レストレスレッグス症候群（むずむず脚症候群）
- Ⓒ 不安やイライラを惹起する薬剤が投与されている

4 心理的な苦痛がある 　　　　　　　　　　　　　　　67p

5 帰宅願望がある 　　　　　　　　　　　　　　　　　70p
　　Ⓐ 病院が落ち着かない
　　Ⓑ 家でしたいこと・家に気になることがある

6 自分の病室がわからない 　　　　　　　　　　　　　72p
　　Ⓐ 自分の病室が覚えられない
　　Ⓑ トイレと部屋などの距離感がつかめない

7 入院の必要性が理解できていない 　　　　　　　　　73p

8 医療者の接し方に問題がある 　　　　　　　　　　　48p

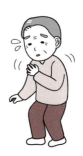

※探し物があったり，出口を見つけようとしていたりと，原則として徘徊には「目的」がある

3 怒りっぽい／大声・暴力が出る

過活動の症状
低活動の症状
拒否的な症状

言動の理由 まとめシート

3. 怒りっぽい／大声・暴力が出る

Don't 言葉で叱責・制止する／身体拘束をする／過剰に薬剤を投与する／強制的に退院させる　など

評価（背景要因）

＊以下、せん妄を除外した上で・・・

1 身体的な苦痛がある　　　　　　　　　　　　　　　58p

2 生理的な欲求がある　　　　　　　　　　　　　　　61p

3 医療者の接し方に問題がある　　　　　　　　　　　48p

4 心理的な苦痛がある　　　　　　　　　　　　　　　67p

5 もともと精神疾患（統合失調症など）がある　　　　78p

6 入院の必要性が理解できていない　　　　　　　　　73p

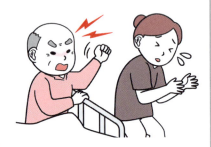

※医療者の接し方が原因で怒りっぽくなっている患者は多いので、「3番目」と上位にしました

4 管を抜いてしまう

過活動の症状 / 低活動の症状 / 拒否的な症状

言動の理由 まとめシート

4. 管を抜いてしまう

Don't 言葉で叱責・制止する／身体拘束をする（ミトンなど）／過剰に薬剤を投与する　など

評価（背景要因）

＊以下、せん妄を除外した上で・・・

1 管の必要性が理解できていない … 88p

2 管が入っていることを忘れてしまう … 88p

3 管による身体的な不快感がある … 89p
  Ⓐ 刺入部などの不快感や痛み
  Ⓑ 刺入部以外の不快感

4 生理的な欲求がある … 61p

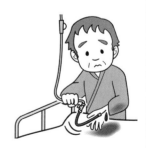

※ただし、抜去すると生命にかかわるような場合は、身体拘束などを検討する必要がある。

177

5 夜眠れていない

言動の理由 まとめシート

5. 夜眠れていない

Don't 放置する／過剰に薬剤を投与する　など

評価（背景要因）

＊以下、せん妄を除外した上で・・・

1. 生理的な要因がある　　　　　　　　　　　　　　94p
2. 身体的な要因がある　　　　　　　　　　　　　　94p
3. 薬剤的な要因がある　　　　　　　　　　　　　　94p
4. 精神疾患がある　　　　　　　　　　　　　　　　94p
5. 心理的な要因がある　　　　　　　　　　　　　　94p

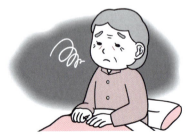

※不眠を放置することで，夜中にせん妄を発症してしまうこともある．

6 訴えが多い／ナースコールが頻回

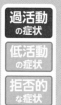

過活動の症状／低活動の症状／拒否的な症状

言動の理由 まとめシート

6. 訴えが多い／ナースコールが頻回

Don't 言葉で叱責・制止する／訴えを無視する／ナースコールをとらない／安易に向精神薬を投与する　など

評価（背景要因）

＊以下、せん妄を除外した上で・・・

1 身体的な苦痛がある	58p
2 生理的な欲求がある	61p
3 薬の影響がある	62p
4 心理的な苦痛がある	67p
5 帰宅願望がある	70p
6 入院の必要性が理解できていない	73p
7 医療者の接し方に問題がある	48p

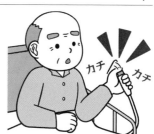

※必ず、患者が何を訴えているのかを確認・把握することから始める

7 便や尿にこだわる

過活動の症状／低活動の症状／拒否的な症状

言動の理由 まとめシート

7. 便や尿にこだわる

Don't 言葉で叱責・制止する／訴えを無視する／一方的に説得する／
安易に紙オムツを使う／安易に向精神薬を投与する　など

評価（背景要因）
＊以下、せん妄を除外した上で・・・

1. 生理的な欲求がある　　　　　　　　　　　　　　　　61p
2. 心理的な苦痛がある　　　　　　　　　　　　67p／109p
3. トイレに行ったばかりであることを忘れてしまう　　110p
4. 身体的な苦痛がある　　　　　　　　　　　　　　　 58p

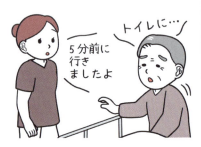

180　一般病棟でよくある認知症患者さんの悩ましい言動の評価と対応をリエゾン精神科医がもれなく教えます

8 「変なものが見える」と言う

過活動の症状 / 低活動の症状 / 拒否的な症状

言動の理由 まとめシート

8.「変なものが見える」と言う

Don't 否定する／叱責する／説得する／放置する　など

評価（背景要因）

＊以下、せん妄を除外した上で・・・

1 レビー小体型認知症　　　　　　　　　　　　　　　　　　114p

2 アルツハイマー型認知症など　　　　　　　　　　　　　　116p

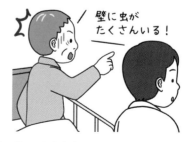

※レビー小体型認知症は，アルツハイマー型認知症に比べて幻視を高頻度にみとめる（レビー小体型認知症：80％，アルツハイマー型認知症：20％）．

9 日中ウトウトしている

言動の理由 まとめシート

9. 日中ウトウトしている

Don't 放置する／「低活動型せん妄」の評価を行わない　など

評価（背景要因）

＊以下、せん妄を除外した上で・・・

1 夜眠れていない 　　　　　　　　　　　　　　　　93p

2 薬の影響がある 　　　　　　　　　　　　　　　　123p

　　Ⓐ 夜間に投与された薬による持ち越し（過鎮静）
　　Ⓑ 日中に投与された薬による眠気

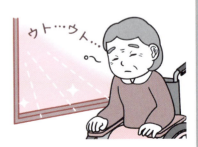

10 動こうとしない／何も言わない

言動の理由 まとめシート

10. 動こうとしない／何も言わない

Don't 放置する／「低活動型せん妄」の評価を行わない／
安易に抗うつ薬を投与する　など

評価（背景要因）

＊以下、せん妄を除外した上で・・・

1	身体的な苦痛がある	58p
2	薬の影響がある	123p
3	心理的な苦痛がある	67p
4	アパシー	129p
5	うつ病	130p
6	医療者の接し方に問題がある	48p

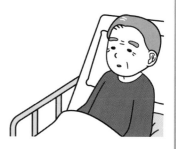

※決して「動こうとしない」＝「うつ病」ではなく，実臨床でもうつ病は決して多くはないため，「5番目」と下位にもってきました

183

11 落ち込んでいる／「死にたい」と言う

過活動の症状
低活動の症状
拒否的な症状

言動の理由 まとめシート

11. 落ち込んでいる／「死にたい」と言う

Don't そのまま様子をみる／すぐ精神科に紹介する／
「自殺をしたら残された人が悲しむ」などと説得する　など

評価（背景要因）

＊以下、せん妄を除外した上で・・・

1 通常反応　　　　　　　　　　　　　　　　　139p

2 適応障害　　　　　　　　　　　　　　　　　140p

3 うつ病　　　　　　　　　　　　　　　142p／130p

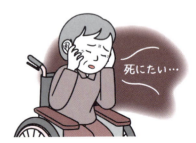

184　　一般病棟でよくある認知症患者さんの悩ましい言動の評価と対応をリエゾン精神科医がもれなく教えます

12 ケアや介助を拒否する

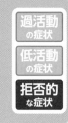

言動の理由 まとめシート

12. ケアや介助を拒否する

Don't 放置する／身体拘束をする／安易に向精神薬を投与する　など

評価（背景要因）

＊以下、せん妄を除外した上で・・・

1 ケアや介助に身体的な苦痛を伴う　　147p
- Ⓐ 痛みがある
- Ⓑ 嘔気がある
- Ⓒ 不快感がある

2 ケアや介助に精神的な苦痛を伴う　　148p
- Ⓐ 羞恥心がある
- Ⓑ プライドが傷つけられる
- Ⓒ 不安や恐怖感がある

3 普段の習慣と違う　　149p

4 ケアや介助の必要性が理解できていない　151p

5 （もともと）身体的な苦痛がある　58p

6 医療者の接し方に問題がある　48p

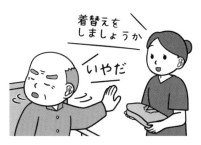

13 食事を食べようとしない

過活動の症状
低活動の症状
拒否的な症状

言動の理由 まとめシート

13. 食事を食べようとしない

Don't 食べるよう急かす／「食べないと帰れませんよ」とプレッシャーをかける／放置する／末梢の点滴で長期間様子をみる／すぐに胃ろうを増設する／安易にスルピリドなどを投与する　など

評価（背景要因）

*以下、せん妄を除外した上で・・・

1 食欲がわかない 156p
- Ⓐ 五感で食べ物を感じることができない
- Ⓑ 活動量が低下している（エネルギー消費量が少ない）

2 味覚障害がある 157p
- Ⓐ 食事の影響
- Ⓑ 薬の影響

3 嚥下機能が低下している 159p
- Ⓐ 加齢によるもの
- Ⓑ 薬の影響

4 通過障害がある 160p

5 口腔内のトラブルがある 160p

6 普段の習慣と違う 161p

7 身体的な苦痛がある（特に便秘） 58p

8	日中の眠気がある	122p
9	適応障害	140p
10	うつ病	130p
11	アパシー	129p
12	ケアや介助に精神的な苦痛を伴う	148p
13	食べることに集中できていない	161p
14	食べ方がわからない	162p
15	食べ物ということが認識できていない	163p
16	医療者の接し方に問題がある	48p

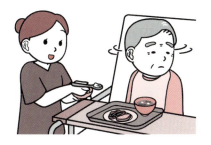

14 薬を飲まない

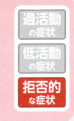

過活動の症状
低活動の症状
拒否的な症状

言動の理由 まとめシート

14. 薬を飲まない

Don't 飲むように急かす／叱責する／強引に口の中に入れる　など

評価（背景要因）

*以下、せん妄を除外した上で・・・

1 薬が飲みにくい　　　　　　　　　　　　　　　167p
　Ⓐ 薬の数が多い
　Ⓑ 薬が大きい
　Ⓒ 薬が苦い
　Ⓓ カプセルを飲むのが苦手

2 薬の必要性が理解できていない　　　　　168p

3 普段と飲み方が違う　　　　　　　　　　168p

4 ケアや介助に精神的な苦痛を伴う　　　148p

5 身体的な苦痛がある　　58p

6 医療者の接し方に問題がある　　48p

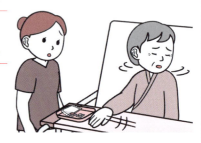

索 引

数字・欧文

3つのロック	51
behavioral and psychological symptoms of dementia	12, 15
BPSD	12, 15
DOLOPLUS-2	58
NCSE	135
non-convulsive status epilepticus	135
OLD	40
PAINAD	58
TALKの原則	142

和 文

あ行

亜鉛欠乏症	158
アカシジア	63
アパシー	15, 129
歩き回る	15, 31, 56
アルツハイマー型認知症	11, 23, 116, 121
言い換えフレーズ	52
意思決定支援	106
痛み	58, 147
易怒性	28, 31
医療者の接し方に問題がある	48
動こうとしない	128
訴えが多い	105
うつ病	32, 130, 142
嚥下機能が低下している	159
嘔気	147
大声	31, 77

怒りっぽい	77
お楽しみボックス	118
落ち込んでいる	138
落ち着きがない	31, 56
お腹がすいている	62

か行

過活動型せん妄	31
臥床傾向	31
活動性低下	31
感情の障害	28
記憶障害	13, 28
帰宅願望がある	70
恐怖感	149
興味・関心チェックシート	119
拒絶	15
薬が飲みにくい	167
薬の影響がある	62, 123
薬の必要性が理解できていない	168
薬を飲まない	166
管が入っていることを忘れてしまう	88
管による身体的な不快感がある	89
管の必要性が理解できていない	88
管を抜いてしまう	87
ケアや介助に身体的な苦痛を伴う	147
ケアや介助に精神的な苦痛を伴う	148
ケアや介助の必要性が理解できていない	151
ケアや介助を拒否する	146
傾眠	31
幻覚	15
幻視	28, 114
見当識障害	13, 28

口腔内のトラブルがある	160
興奮	15, 28, 31
混合型せん妄	31

さ行

錯視	114
視空間認知障害	13
失語	13
失行	13
実行機能障害	13
失認	13
「死にたい」と言う	138
自分の病室がわからない	72
羞恥心	148
焦燥	15
焦点意識減損発作	135
初期認知症徴候観察リスト	40
食事を食べようとしない	154
食欲がわかない	156
身体拘束	18
身体拘束の3要件	18
身体的な苦痛がある	58
身体的な要因がある	94
心理的な苦痛がある	67, 109
心理的な要因がある	94
睡眠衛生指導	95, 103
睡眠・覚醒リズム障害	28
睡眠障害	15
スピーチロック	51
静坐不能症	63
精神疾患がある	78, 94
生理的な要因がある	94
生理的な欲求がある	61
せん妄	27
せん妄と認知症の鑑別	121
せん妄の3因子とアプローチ	29

せん妄の直接因子	34
せん妄の薬物療法	37

た行

食べ方がわからない	162
食べ物ということが認識できていない	163
食べることに集中できていない	161
注意減退	31
注意障害	13, 28
中核症状	12
昼夜逆転	28
通過障害がある	160
通常反応	139
ディエスカレーション	85
低活動型せん妄	31
適応障害	140
出口戦略	96
てんかん	135
転倒の予防対策	74
トイレに行ったばかりであることを忘れてしまう	110
ドラッグロック	51
取り繕い	24, 45, 54

な行

ナースコールが頻回	105
何も言わない	128
日中ウトウトしている	122
日本語版DOLOPLUS-2	58
入院の必要性が理解できていない	73
尿意	61
認知機能障害	12
認知症	11
認知症診療において筆者が心掛けている「10カ条」	52
脳血管性認知症	11

喉が渇いている……………………… 62

は行

場合わせ応答……………………… 24, 45
徘徊（歩き回る）………………… 15, 31
発語は少ない……………………… 31
話がかみ合わない………………… 44
話が聞こえていない……………… 45
話が理解できていない…………… 46
早口………………………………… 31
非けいれん性てんかん重積……… 135
不安………………………… 15, 149
フィジカルロック………………… 51
不快感……………………………… 148
普段と飲み方が違う……………… 168
普段の習慣と違う…………… 149, 161
不眠…………………… 28, 31, 94
不眠時指示………………………… 101
不眠への対応……………………… 94
プライド…………………………… 148
部屋が暑い／寒い………………… 62
便意………………………………… 62
「変なものが見える」と言う……… 113
便秘………………………………… 58
便や尿にこだわる………………… 108
暴言………………………… 15, 31
暴力………………………… 15, 31, 77

ま行

味覚障害がある…………………… 157
無関心……………………… 31, 129
無気力……………………………… 129
むずむず脚症候群………………… 63
妄想………………………………… 15
もともと精神疾患（統合失調症など）があ
る………………………………… 78

や行・ら行

薬剤的な要因がある……………… 94
抑うつ……………………………… 15
夜眠れていない…………………… 93
レストレスレッグス症候群……… 63
レビー小体型認知症………… 11, 114, 121

191

一般病棟でよくある認知症患者さんの悩ましい言動の評価と対応をリエゾン精神科医がもれなく教えます

2024年11月15日　第1刷発行	著　者	井上真一郎
	発行人	一戸裕子
	発行所	株式会社　羊　土　社

〒101-0052
東京都千代田区神田小川町2-5-1
TEL　　03（5282）1211
FAX　　03（5282）1212
E-mail　eigyo@yodosha.co.jp
URL　　www.yodosha.co.jp/

Ⓒ YODOSHA CO., LTD. 2024
Printed in Japan

ISBN978-4-7581-2422-5

イラスト	はやしろみ
装　幀	山之口正和＋中島弥生子（OKIKATA）
印刷所	日経印刷株式会社

本書に掲載する著作物の複製権，上映権，譲渡権，公衆送信権（送信可能化権を含む）は（株）羊土社が保有します．
本書を無断で複製する行為（コピー，スキャン，デジタルデータ化など）は，著作権法上での限られた例外（「私的使用のための複製」など）を除き禁じられています．研究活動，診療を含み業務上使用する目的で上記の行為を行うことは大学，病院，企業などにおける内部的な利用であっても，私的使用には該当せず，違法です．また私的使用のためであっても，代行業者等の第三者に依頼して上記の行為を行うことは違法となります．

JCOPY ＜（社）出版者著作権管理機構　委託出版物＞
本書の無断複写は著作権法上での例外を除き禁じられています．複写される場合は，そのつど事前に，（社）出版者著作権管理機構（TEL 03-5244-5088，FAX 03-5244-5089，e-mail：info@jcopy.or.jp）の許諾を得てください．

乱丁，落丁，印刷の不具合はお取り替えいたします．小社までご連絡ください．